大腸がんと告知されたときに読む本

加藤隆佑
Kato Ryusuke

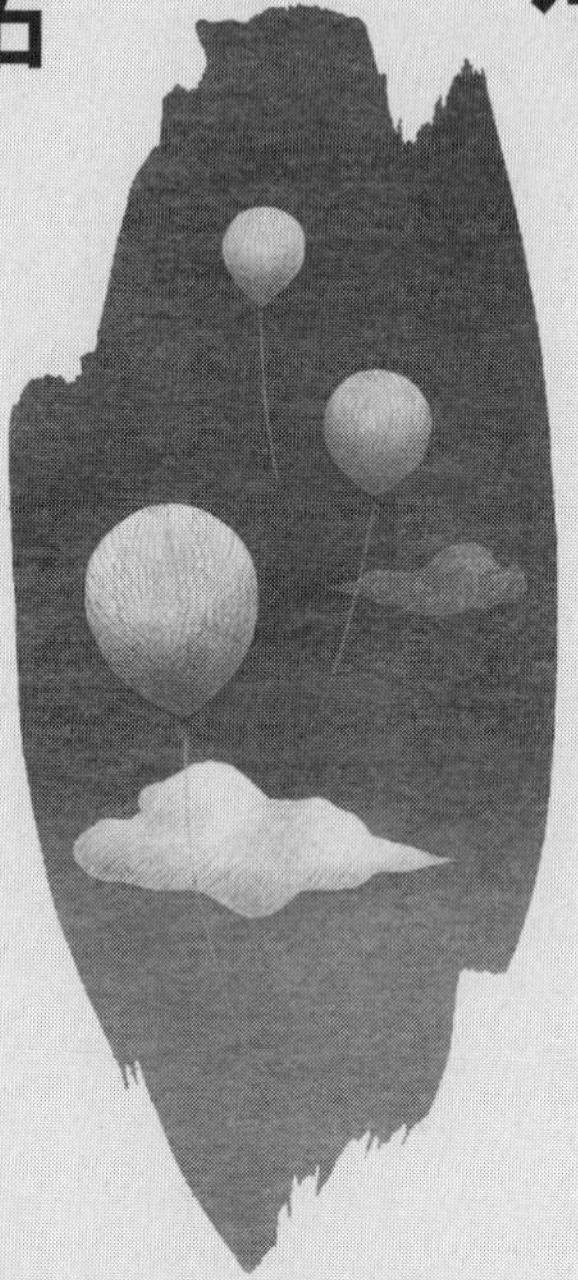

緑書房

はじめに

近年、大腸がんの治療成績は劇的に向上し、最も進行したステージⅣであっても完治することが珍しくなくなりました。これには抗がん剤治療の進歩が大きく関係しています。今後は遺伝子検査の結果を踏まえて治療の方針を決めることも多くなり、よりよい抗がん剤の使い方が広まっていくことでしょう。

とはいえ、大腸がんの治療は抗がん剤によるものだけではないことを忘れてはいけません。抗がん剤以外にも、内視鏡、外科的な切除、放射線による治療があり、がんの広がり方や患者さんのコンディションに応じて適切なタイミングで適切な治療を選択する必要があります。幸いにも、膨大な治療のデータによりそのようなことが可能になってきました。

しかし問題点もあります。その一つに、治療の効果や副作用は個人差が非常に大きいということが挙げられます。たとえば、手術でがんを取り除いたあと、再発しない方もいれば再発する方もいます。抗がん剤治療を受けて、副作用なくがんが小さくなる方もいれば、副作用が強く出たうえにがんが小さくならない方もいるのです。マニュアルどおりの治療ではうまくいかず、治療法を工夫して臨機応変に対応しなければならない場面も数知れず。医師の診療の腕が試される場面もありますし、患者さんの日常生活におけるセルフケアが大切になる場面も多々あります。

大腸がんはどんな状況でも必ず治すことができる病気、というわけではありません。一方で、適切な治療を選択すれば治る確率を上げられる病気です。本書を読んでいただくことで、大腸がんに対する正しい知識を身につけ、ご自身にとって適切な選択をしていただきたいと思っています。何より、治療の合併症や副作用に悩まされることなく、大腸がんを克服していただくことを切に願います。もし完治が難しい状況であっても、本書が毎日の生活に楽しみを持って過ごす一助となれば幸いです。最後になりましたが、出版にあたりご尽力いただいた、緑書房の森田猛氏、出川藍子氏に深く感謝申し上げます。

2019年4月

加藤隆佑

第5章　再発した大腸がんの治療法——89

第6章　抗がん剤治療との上手な付き合い方——103

コラム

第1章

大腸がんとはどんな病気？

1 大腸がんはどうしてできる?

はじめに、大腸がんがどうしてできるのか考えてみましょう。

原因の一つは「加齢」です。年齢別にみると、大腸がんが発見される割合は40歳代から次第に増え、高齢になるほど高くなっています（図1-1）。

しかし、加齢だけが大腸がんの原因というわけではありません。私たちの食生活は西欧化したため、赤肉（牛、豚、羊の肉）や加工肉（ベーコン、ハム、ソーセージなど）の摂取量が増えると同時に、食物繊維の摂取量が減ってきています。その結果、大腸がんになる人が増えているという事実も忘れて

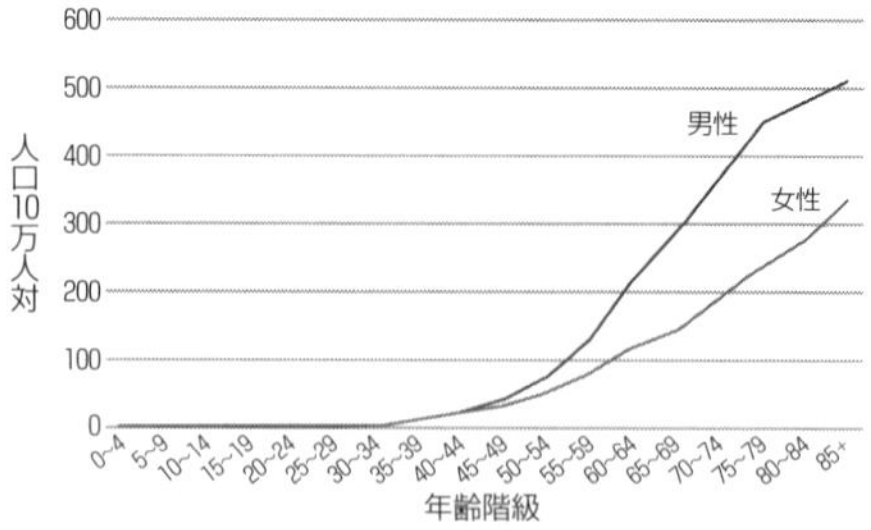

図1-1　大腸がんの年齢別罹患率（2014）

国立がん研究センターがん対策情報センター
『がん登録・統計』より作成

はいけません。医学的なデータからも、赤肉や加工肉の摂取量が多いほど大腸がんになりやすいことが判明しています。さらに、飲酒量が多いことや肥満も大腸がんの危険因子になります。つまり、年齢的な要素、赤肉、加工肉、飲酒、そして肥満が、大腸がんになりやすい体を作っていくということになります。

このような危険因子を持つ人は、危険因子を持たない人に比べて、大腸がんの芽（すなわち遺伝子異常を持つ細胞）ができやすいうえに、免疫細胞によってがんの芽が排除される確率が減ってしまうということなのでしょう。

大腸がんになる理由を「炎症」という視点から考えることもできます。実は、慢性炎症も大腸がんの原因になります。まず、炎症について詳しく説明します。

炎症は体の内側からのストレスと、外側からのストレスに対する生体防御反応として誘発されます。たとえば、傷に細菌が感染すると、細菌を取り除こうとして免疫細胞が集まります。そして、免疫細胞と細菌とのあいだに戦いが起こり、その結果、熱感、発赤、疼痛、腫脹などの症状が現れます。これが炎症です。体に細菌が侵入したときに生じる急激な炎症（急性炎症）とは別に、長期的に続く炎症もあります。専門用語で慢性炎症とよばれるものです。細胞が慢性炎症を起こしていると遺伝子が傷つき、顕微鏡でがん組織を見

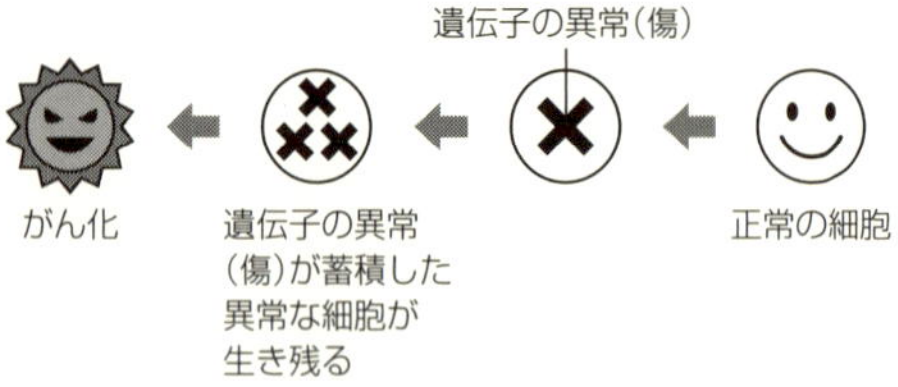

図1-2　がんが発生するしくみ（細胞の顔つきの変化）

たとき正常な顔つきをしていた細胞が次第にがん細胞の顔つきになってくるのです（図1-2）。このことは、大腸がんだけではなく、どのがんにおいてもいえることです。次に大腸がんを例に、慢性炎症からがんになる過程を詳しくお話します。

大腸の正常な細胞は、慢性炎症にさらされることによって遺伝子が傷つき、正常とは異なる増え方をする細胞に変わります。遺伝子の傷が小さいものであれば、がんではなく良性の腫瘍の顔つきをした細胞になります。これはほかの臓器に転移する力を持たず、成長するスピードはがんに比べると遅い傾向にあるため、命に関わることもありません。しかし、長期間にわたり炎症が続くと、遺伝子の異常化が進み細胞の顔つきがさらに悪くなります。その結果、大腸の壁に深く食い込むように成長していく力を備えます。これを専門用語では「浸《しん》潤《じゅん》する力を持つ」といいます。いったんこのような性質を持ってしまうと、良性の腫瘍ではなく悪性の腫瘍、つまり「がん」になってしまったと考えます。さらに炎症にさらされ続けると、がん細胞の顔つきがもう一段階悪くなり、血液やリンパ液の流れに乗ってほかの臓器にも到達し、そこで増殖する力を持ちます。これが「転移する力を得た」ということになります。

ところで、正常な細胞ががん化して命を脅かす大きさなるまでに、どのくらい時間がかかるのでしょうか。実は、がん細胞はおおよそ10～20年もの時間をかけて10億個くらいにまで成長し、そこではじめて約１㎝のがんになるのです。さらに大きながんになるのに数年かかり、命を脅かすような大腸がんになっていきます。

それでは、なぜ慢性炎症が起こるのでしょうか？

代表的な原因は、赤肉、加工肉、飲酒、タバコです。これらは発がん性物質を含み、炎症を起こすといわれています。

最近になってとても興味深いことが判明しました。台湾において「喘息のためにある薬を飲んでいる人は、がんになりにくい傾向がある」ことが分かったのです。その薬とは、モンテルカストやザフィルルカストといった細胞の炎症を取る薬でした。このことからも、炎症とがんには密接な関係があるといえます。もしかしたら、慢性炎症を取り除く薬をがんの治療に用いたら、がん細胞の増殖を抑えることに役立つのかもしれません。

2　大腸がんができやすい場所

大腸は1.5〜2mにわたる長い臓器で、肛門側から直腸、S状結腸、下行結腸、横行結腸、上行結腸、盲腸、虫垂の7個の区域から構成されています。

では、大腸がんはどこにできやすいのでしょうか？

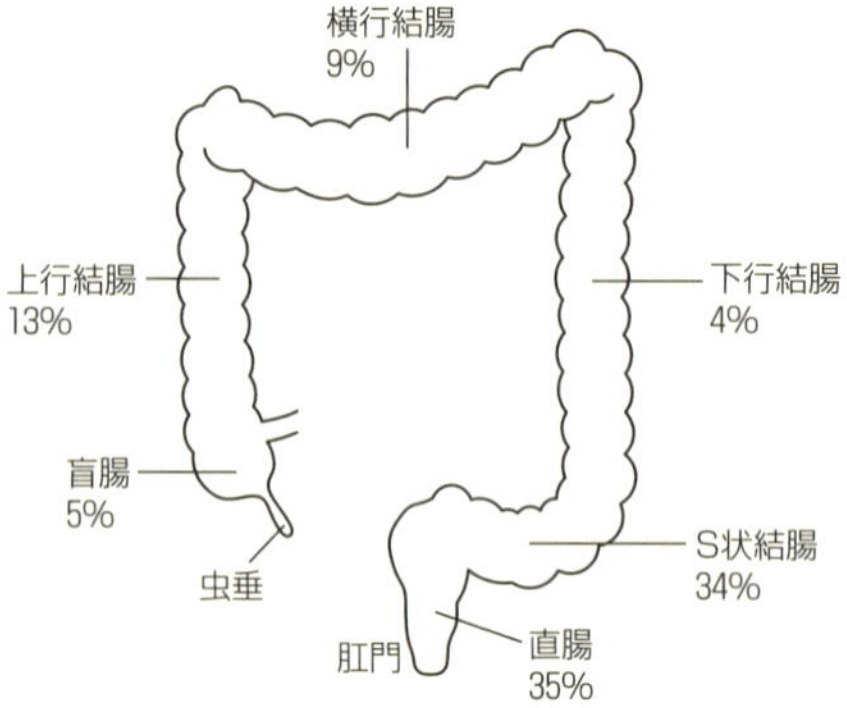

図1-3　大腸における部位別のがん発生頻度
大腸癌研究会『全国大腸癌登録調査報告書第33号』（2007年のデータ）より作成

大腸がんはこれら7個の区域に均一に発生するわけではありません。実は、約7割の大腸がんが肛門から30㎝以内に位置する直腸とS状結腸に集中するのです（図1-3）。直腸とS状結腸は便をためる場所であり、便の中に含まれる発がん性物質にさらされる時間が長いため、がんができやすいのです。肛門から30cm以内は、とくに注意を払わないといけない場所といえます。

3　症状がなくても安心はできません

大腸がんは、早期の段階では症状がありません。つまり、症状がないからといって大腸がんではないとはいえないのです。したがって、大腸がんになりやすい年齢にさしかかる40歳からは、定期的に大腸の検査を受けることをおすすめします。一方で、がんが進行していくにつれ症状が現れることがあります。次のような症状があるときには、必ず大腸カメラ（内視鏡）で精密検査を受けましょう。

出血

大腸がんは大きくなるにつれて、腸の内腔に向かって盛り上がるだけでなく、表面が非常にもろくなります。その結果、便ががんをこすった際にじわじわと出血します。便やトイレットペーパーに血がつくときには、大腸がんの可能性も考えなくてはいけないということを忘れないでください。出血の原因は「痔」だけだと決めつけないようにしましょう。

一つ事例をご紹介します。数年前から痔という診断を受けていた人の貧血が急に進んできたため、大腸カメラの検査を受けていただきました。すると、確かに痔はあったのですが、大腸の奥の方に進行した大腸がんもありました。このように、痔だけではなく大腸がんもあるというケースも珍しいことではありません。

便通異常

大腸がんが大きくなり、便の通り道である大腸が狭くなると、便秘になったり、便が細くなったりします。狭いところを便がスムーズに通過できないことで下痢気味になったり、腹痛を感じたりする人もいます。普段は便通に問題のない人の便通に変化が生じたときには、大腸がんが原因である可能性も視野に入れないといけません。

腸閉塞

大腸がんがさらに大きくなると、便の通り道を完全にふさぎ、便やおならを出すことができなくなります。このような状態を腸閉塞といいます。腸閉塞になると、おなかがパン

場所／症状	上行結腸・横行結腸のがん	下行結腸・S 状結腸のがん	直腸のがん
出血	分かりにくい	赤黒い血便	赤色の血便
便通異常 腸閉塞	起こしにくい	起こしやすい	起こしやすい

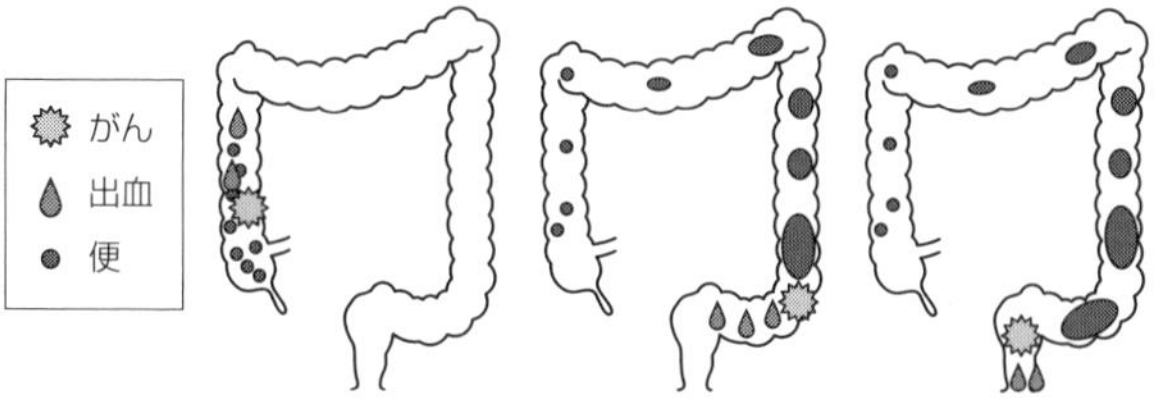

図1-4　がんの場所による症状の違い

パンになったり嘔吐をしたりします。腸に大量の便がたまって大腸の壁に穴があくこともあります。腸閉塞になった場合は緊急の対応が必要になるので、すぐに病院で受診しましょう。

＊

大腸がんには、症状が出やすいものとそうでないものがあります（図1-4）。症状が出やすいのは、肛門の近くにできた大腸がんです。がんからの出血があると、出血を反映した便の色になります。便は細くなりやすく、残便感を感じやすくなります。

一方で、大腸の奥の方にがんができてしまうと、症状はあまり出ません。したがって、大腸の奥の方にできたがんでは発見が遅れ、かなり進行した状態で見つかることが多くなる傾向にあります。

大腸がんを早期発見するためにも、先ほど挙げた症状がみられる人は、一度は大腸カメラによる精密検査を受けましょう。また、大腸がんになりやすいような食生活をしている人や、血縁に大腸がんの患者さんがいらっしゃる人も、大腸がんが発見されやすい40歳以上になったら、一度は大腸カメラの検査を受けることをおすすめします。大腸がんは、早期発見ができたら完治できるがんなのです。

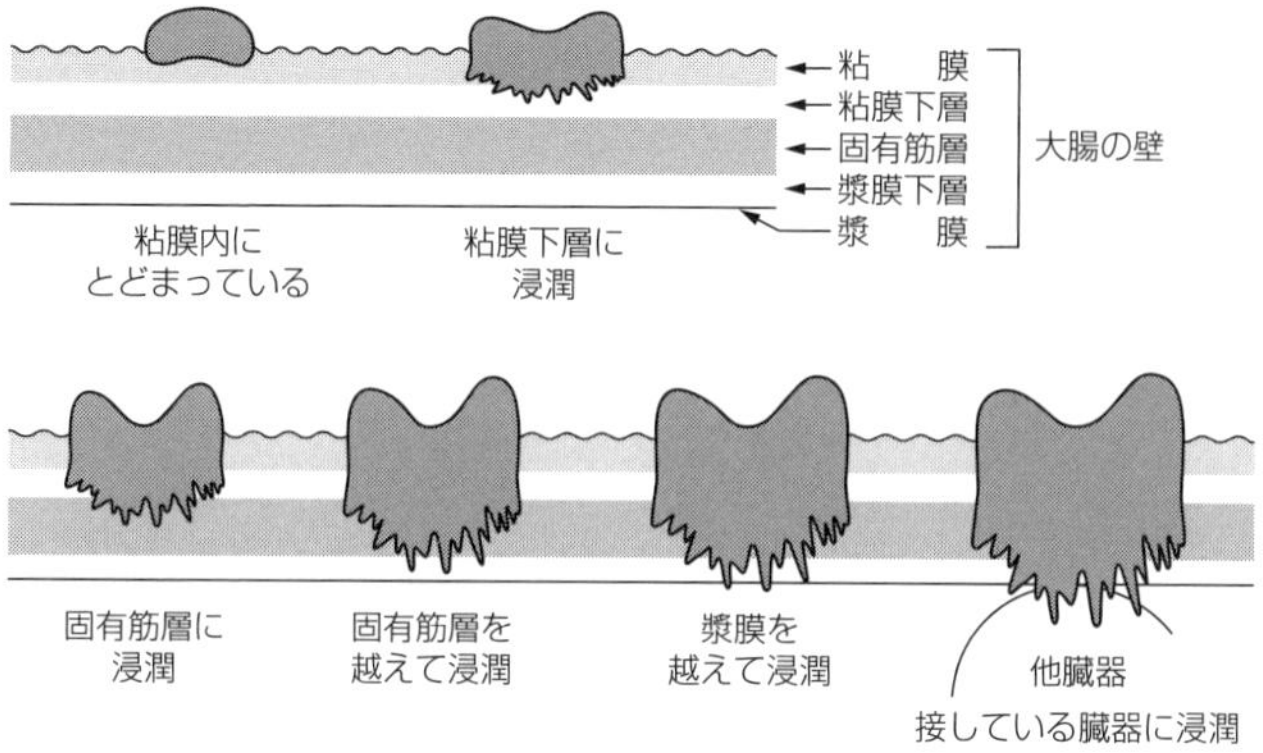

図1-5　大腸がんの深達度

4　大腸がんのステージ

大腸がんにはいろいろな段階があります。がん細胞が局所にとどまっているとされる段階はステージⅠ～Ⅲ、がん細胞が全身に回っていると予想される段階はステージⅣです。

大腸カメラ所見、CT、MRIといった画像所見から、がんが大腸の壁にどの程度の深さまで浸潤しているか（図1-5）、リンパ節にどの程度転移しているか、ほかの臓器に転移しているかを判断したうえでステージを決めます。そして、ステージに基

	リンパ節転移			
	なし	1〜3個のリンパ節転移	4〜6個のリンパ節転移	7個以上のリンパ節または動脈の起始部のリンパ節へ転移
大腸の粘膜下層にとどまっている	Ⅰ	Ⅲa	Ⅲa	Ⅲb
大腸の固有筋層にとどまっている	Ⅰ	Ⅲa	Ⅲb	Ⅲb
大腸の固有筋層を越えて浸潤	Ⅱa	Ⅲb	Ⅲb	Ⅲc
大腸の表面に接しているか顔を出している	Ⅱb	Ⅲb	Ⅲc	Ⅲc
ほかの臓器に直接浸潤している	Ⅱc	Ⅲc	Ⅲc	Ⅲc
肺、肝臓、腹膜への転移	Ⅳ	Ⅳ	Ⅳ	Ⅳ

表1-1　大腸がんのステージ分類
大腸癌研究会『大腸癌取扱い規約 第9版』より作成

づいて治療方針を決めます。ステージの詳細は、表1-1のとおりです。

がんがより進行し、ステージがあがるにつれて、生存率は低く（表1-2）、再発率は高くなります。

5年生存率のデータには再発した患者さんも含まれており、生存率は完治率を意味するわけではないことに注意が必要です。

5　転移のメカニズム

がんの進行過程を理解するには、転移のメカニズムを詳しく知っておく必要があります。そこで、転移について説明します。

ステージ	５年生存率（%）
Ⅰ	97.6
Ⅱ	90.0
Ⅲ	84.2
Ⅳ	20.2

表1-2　大腸がんのステージ別５年生存率（2007～2009年）
全国がんセンター協議会『生存率共同調査』より作成

がんが発生した場所を「原発巣」とよび、そこに生じたがんが原発巣以外の場所に散らばると同時に、散らばった場所に住み着くことを「転移」といいます。がんが転移した先で大きくなったものを、「転移巣」とよびます。

たとえば、原発巣が大腸で肺に転移した場合は、「大腸がんの肺転移」と表現します。これはいわゆる肺がんとは異なります。肺の転移巣は大腸にできたがんが肺に転移したものであり、転移した部位の細胞は、大腸がんの細胞で構成されているからです。したがって、肺がんの治療ではなく、大腸がんの治療が行われます。

転移の仕方には、リンパ行性転移、血行性転移、播種《はしゅ》の３つがあります。大腸がんを例に、これらの転移について説明します。

リンパ行性転移

大腸の粘膜層から発生した大腸がんは、成長するに従い次第に深く浸潤していきます。その過程で、大腸がんはリンパ管にも浸潤して、がん細胞がリンパ管の中に入り込みます。リンパ液の流れに乗ったがん細胞は、リンパ節に流れ着き増殖します。原発巣のすぐ近くのリンパ節に転移しているだけの状態ならば、がん細胞は全身のリンパ管には波及していない可能性が高いため、治療は原発巣と転移している可能性が考えられるリンパ節を同時に切除することになります。

一方で、すでに原発巣から遠く離れたリンパ節まで転移している場合には、全身のリンパ系にがん細胞が波及してしまったと考えざるをえません。この場合は、全身に巡っているがん細胞を抗がん剤で制御する治療を組み込むことが一般的です。

血行性転移

大腸がんが大腸の壁に浸潤する過程で血管（主に静脈）に入り込み、血液の流れに乗って別の臓器に移動し、そこで増えることを血行性転移といいます。

肝臓や肺は最も転移しやすい場所です。これらの場所に転移したら、全身にがん細胞が波及してしまったと考えざるをえません。この場合も、全身に巡っているがん細胞を抗がん剤で制御する治療を組み込むことが一般的です。

播種

がんが大腸の壁に食い込む程度が強いとき、大腸の壁を突き破って大腸の外側に顔を出すことがあります。その結果、がん細胞はおなかの中にこぼれ、臓器を包み込む腹膜に定着します。これを播種といいます。がん細胞はそこで増殖することで腹膜の上にしこりを作り、次第に炎症を起こすようになります（がん性腹膜炎）。炎症の結果、おなかの中に水がたまり、腹水のためにおなかがパンパンになることもあります。また、腹膜に転移したがんがさらに大きくなると胃腸を圧迫し、便がスムーズに通過しなくなり、腸閉塞になることもあります。

播種した状況になってしまうと「全身にがん細胞が波及してしまった」と考えざるをえません。この場合も、全身に巡っているがん細胞を抗がん剤で制御する治療を組み込むことが一般的です。

第2章

大腸がんの検査

1　たった二つの検査で治療方針はほぼ分かる

がんが大腸の壁にどの程度まで深く食い込んでいるかということと、どこに転移しているかということが分かれば、治療方針を決めることができます。この情報を得るために、どのような流れでどのような検査を受ければよいのかを説明します。

大腸カメラ（大腸内視鏡）検査

大腸がんを診断するためには、大腸カメラの検査が必須です。検査を受けることをすすめられるのは次のような人です。

・検診で便潜血検査を受け、便の中に血が混じっているという判定を受けた
・大腸がんを疑う症状がある
・採血で鉄欠乏性貧血を指摘された
・家族で大腸がんにかかった方がいる

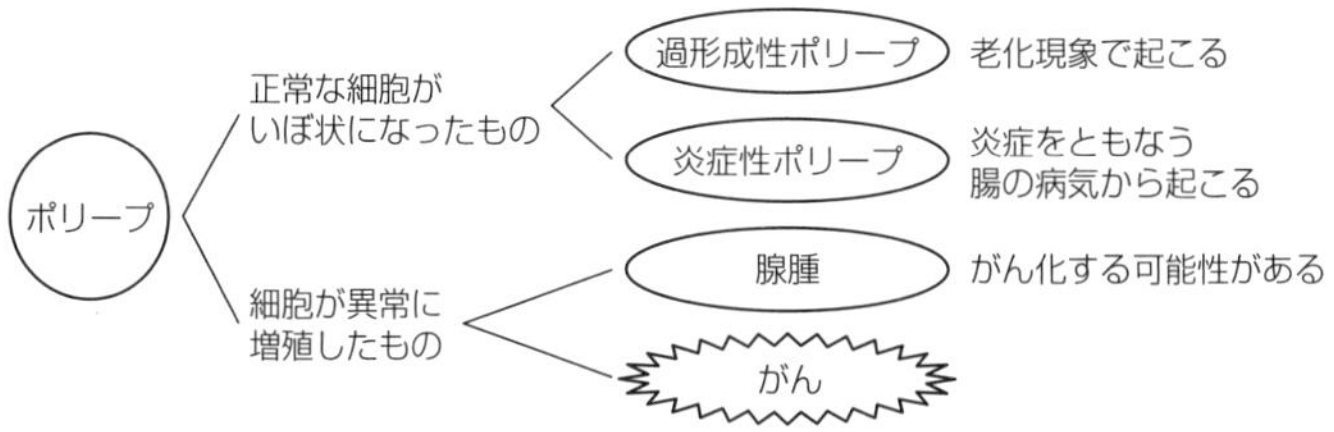

図2-1　ポリープの分類

大腸がんの疑いを指摘された人は、医師から大腸カメラの検査について説明を受け、納得したら検査を受けることになります。

大腸カメラの検査では約２ℓの下剤を飲み、腸の中にたまっている便を出します。次に肛門から大腸カメラを入れ、大腸にポリープがないかを確認します。仮にポリープが見つかった場合、医師はポリープの「見た目」から切除する必要のあるポリープか否かの判断をします。ポリープの分類を図２-１に示します。

切除する必要のないポリープは、炎症性ポリープや10ミリ以下の過形成性ポリープが該当します。将来的にがんになることはないため切除はせず経過観察となります。

切除する必要のあるポリープは、10ミリ以上の大きさの過形成性ポリープ、大腸腺腫または大腸がんが該当します。切除すべきポリープであると判断されたら、内視鏡的に切除できるのか、それとも腸を切除する手術が必要となるのかを判断することになります。ポリープが大腸の壁に深く食い込んでいなければ、内視鏡的に切除できます。この点に関しても、ポリープの「見た目」だけで判断がつくことが大半です。

●「内視鏡的に切除すべきポリープ」と判断された場合

その日のうちにポリープを切除することもあれば、日を改めることもあります。切除したら、ポリープの細胞の顔つきなどを顕微鏡で確認して最終診断をつけます。「過形成性ポリープ」「大腸腺腫」または「大腸の壁の浅いところにとどまっている大腸がん」のうちのどれかの診断になることが大半でしょう。「大腸の壁の浅いところにとどまっている」とは、大腸の壁の一番浅い粘膜層か、粘膜層の下に位置する粘膜下層の1ミリまでの深さにがん細胞がとどまっているということです。大腸がんという診断になってしまったとしても、大腸の壁の浅いところにとどまっていて、しっかり取り除くことができれば再発することはありません。がんという診断がついてしまったことはショックだと思いますが、命には全く支障ないのです。なお、比較的低い頻度ではありますが、切除したポリープを顕微鏡で見たら、大腸の壁の深くにまで浸潤している大腸がんであるという診断にな

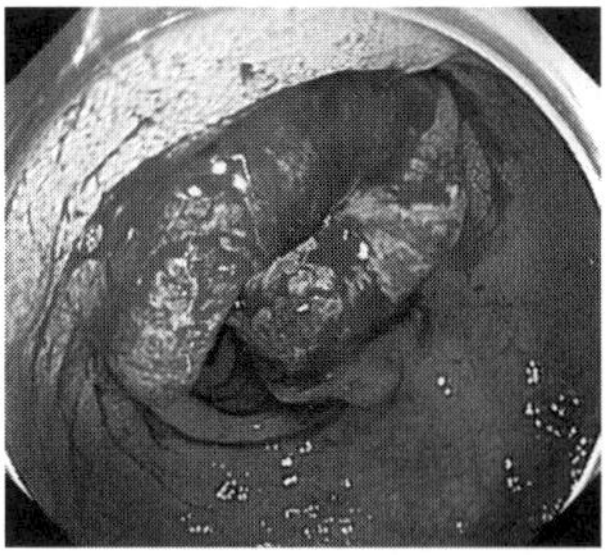
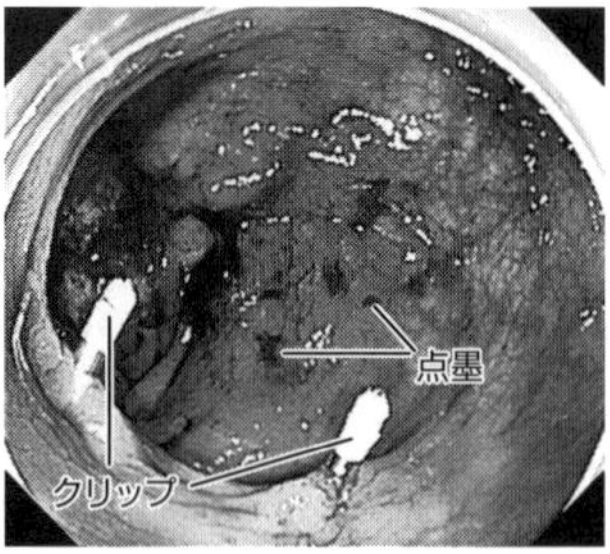

図2-2　外科的な切除が必要な大腸がん
左：巨大な大腸がん　右：病変の肛門側に手術の際の目印として点墨とクリップをつけます。

ることがあります。そのような場合は、リンパ節に大腸がんが転移している可能性があるので、原発巣のあった部位の腸と、原発巣の近くのリンパ節の両方を切除する外科的な手術を追加で受ける必要が出てきます。

●「内視鏡的に切除できないポリープ」と診断された場合

大腸の壁の深くまで浸潤した大腸がんであることを意味します。ポリープの見た目だけでその診断はできるのですが、どのような顔つきのがん細胞かを調べるために、鉗子《かんし》という細胞を採取する道具を内視鏡の先端から出してがん細胞を採取します。また、腸を切除する手術を要することになると予測されるので、どこを切除したらよいか、大腸がんがある場所に墨やクリップで目印をつけます（図２-２）。

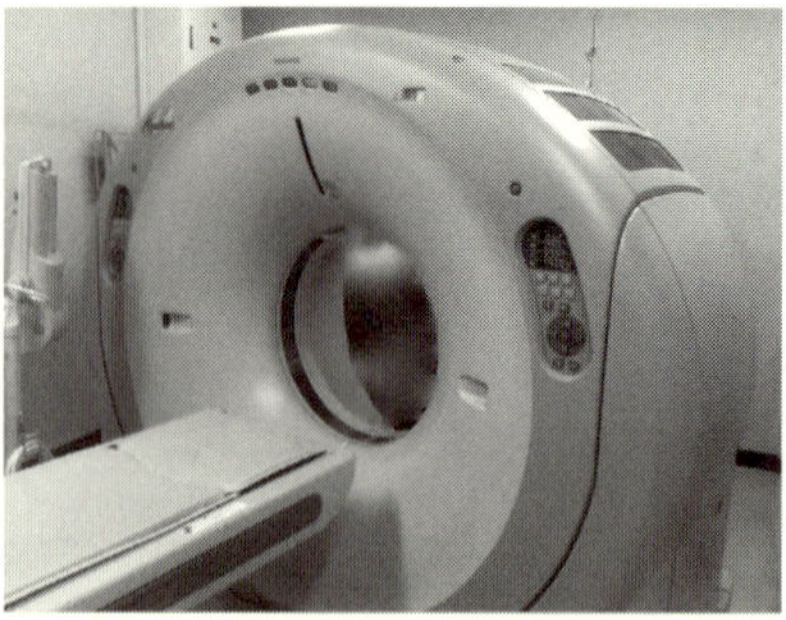

図2-3　CT装置

CT検査

大腸カメラの次に必要な検査はCT検査です。CT検査とはX線（放射線）をあてて体の断面を撮影する検査で、大腸の壁への浸潤の深さ、リンパ節への転移の有無、肺や肝臓への転移の有無、腹膜播種の有無が分かります（図2-3、2-4）。大腸に空気もしくは炭酸ガスを注入して大腸を膨らませた状態にしたままCTを撮影する方法が普及しており、3D-CTもしくはCTコロノグラフィーとよばれます（図2-4）。大腸がんとその周囲の臓器との位置関係を立体的なイメージで見ることができるので、より安全な手術をサポートできます。病院によっては3D-CTの検査を行わないところもあります。

たとえば私の勤務している病院では、大腸カメラの検

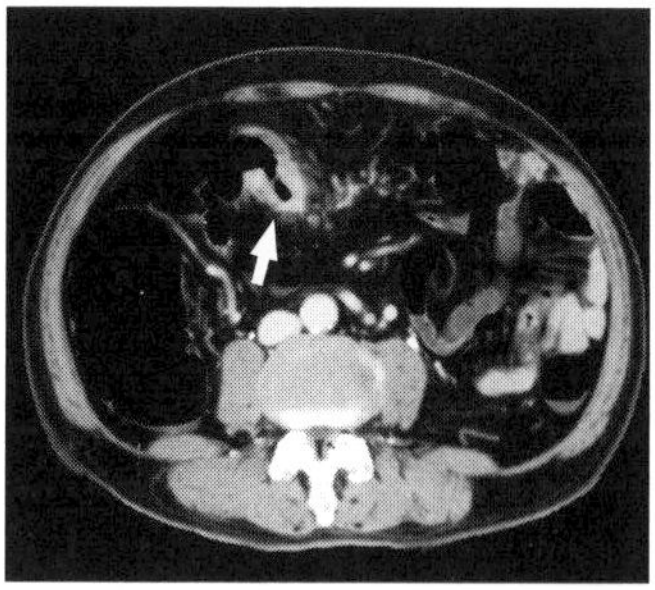

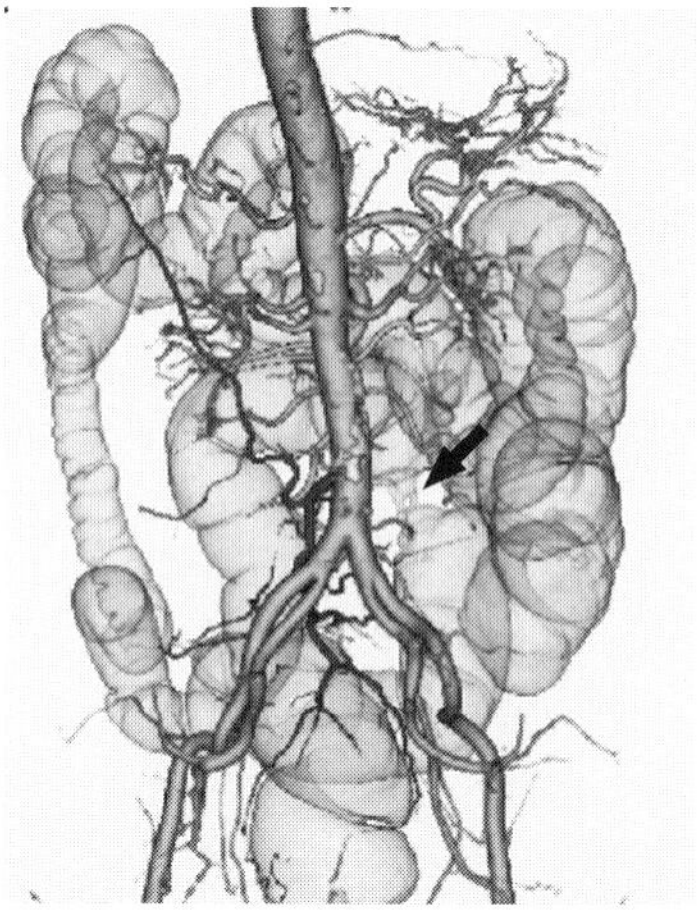

図2-4　CT画像
左：通常のCT画像。大腸の壁が厚くなっている部分が病変です（矢印）。この部位以外には、がんの存在を示唆する所見はなく、外科的な手術により根治を目指すことができると判断されて手術を受けたケースです。
右：大腸3D－CT。大腸全体を俯瞰でき、大腸がんの位置が正確に分かります。管腔が狭窄している部分が病変です（矢印）。周囲の血管も構築しているので、手術をより安全に行うための材料にもなります。

査で手術を要する大腸がんが見つかったら、CT室に移動して3D-CTの検査を受けていただきます。こうすることにより大腸がんが見つかったその日のうちに、おおまかな治療方針を決められます。

進行した大腸がんが見つかった際、どのようなスケジュールでどのような検査を受けていくかは病院によって多少異なりますが、大腸カメラとCTの検査でおおまかな治療方針は決定できるため、この二つは非常に重要な検査になります。

コラム1　大腸カプセル内視鏡

大腸カプセル内視鏡検査とは、超小型カメラを内蔵したカプセルを口から飲み込み、毎秒最高35枚のスピードで大腸内を撮影する検査です。撮影された写真は記録装置に転送され、医師がそれらの画像を読影して診断を行います。カプセルは長さ約31ミリ、幅約11ミリと大きいので飲み込むのに苦労される人もいますが、苦痛の少ない検査です。しかし、大腸のすべてをくまなくみることができていないケースが約20%あり、通常の大腸カメラ（内視鏡）検査の約2倍に相当する平均3.8〜4ℓの下剤を飲まないといけないというデメリットがあります。また、この検査を受けることができるのは、大腸カメラ検査で実際にカメラを大腸の奥まで挿入することができなかったり、腹部の手術後に臓器が癒着してしまい大腸カメラを奥まで挿入することが困難と予想されたりする場合に限られます。大腸カプセル内視鏡検査を受けたほうがよいケースはだいぶ限定されますが、大腸カメラ検査で痛みを伴う患者さんにとって非常に有効な検査法になることは間違いないでしょう。

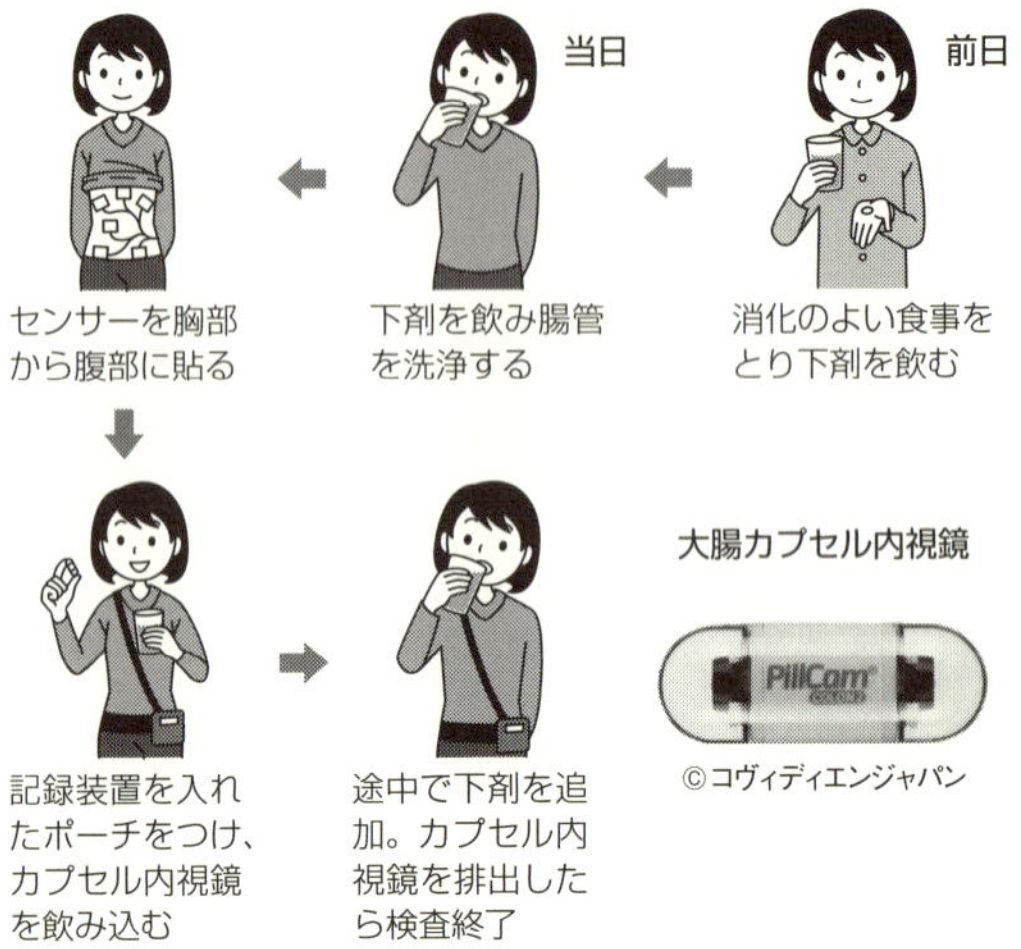
前日
消化のよい食事をとり下剤を飲む
当日
下剤を飲み腸管を洗浄する
センサーを胸部から腹部に貼る
記録装置を入れたポーチをつけ、カプセル内視鏡を飲み込む
途中で下剤を追加。カプセル内視鏡を排出したら検査終了
大腸カプセル内視鏡
PillCam
©コヴィディエンジャパン

コラム２　優れた検査法であるＣＴ検査には被曝という問題点がある

近年、ＣＴ検査の画質は非常によくなり、リンパ節や肝臓への転移巣を数ミリでも検知できるようになりました。私が医師になりたての２０００年頃は画像がとても粗く、数ミリの病巣を指摘することは困難をきわめたため、画像診断は非常に進歩したといえます。ＣＴ検査はその結果によって治療方針が大きく変わることがあるため、がんの診療において必要不可欠な存在です。

便利な点も多いＣＴ検査ですが、一方で医療被曝という重大な問題があることを忘れてはいけません。２００４年にランセットという権威のある医学雑誌に、次のような論文が掲載されました。

「日本では医療被曝によって年間７５８７人（がんになる人の3.2％）のがん患者が発生している」

ここで、医療被曝の問題について詳しく説明します。たとえば腹部ＣＴ検査による被曝量は10㎳v（ミリシーベルト）で、撮影の仕方によっては１回の検査で30㎳vになることもあります。年間の自然被曝量は1.4㎳vであり、一生涯の総被曝量は１００㎳vに抑えたほうがよいといわれているため、ＣＴ検査による被曝量は相当なものになります。

万が一被曝によってがんができたとしても、がんが検査で指摘できるくらいの大きさになるには、少なくとも10～20年はかかります。がん治療の成功の一つの目安は5年後の生存ですので、10～20年先の心配までしてＣＴを撮らないでおこうという考え方は不適切です。つまり手術をしたあと、がんの再発を早期に発見するために半年～１年に１回ＣＴを撮影することはやむを得ないでしょう。

医療被曝の問題に関して危惧すべきことは、

安易にＣＴを撮影しすぎている風潮があるということです。超音波検査やＭＲＩ検査で代用できるにもかかわらず、ＣＴ検査が行われてしまう傾向があるのです。また、大した症状ではないにもかかわらずＣＴの撮影を希望する患者さんもいます。それに対して医師は、患者さんの要望ということで安易にＣＴを撮影してしまう傾向があるのです。このような傾向が過剰な医療被曝を引き起こす原因となるため、ＣＴ検査は必要最低限にしなくてはいけないという認識を、医師だけではなく患者さんも持つ必要があります。そして医師からＣＴ検査を提案されたとき、ほかの検査で代用できないかを確認する習慣をつけてください。

がんになると、さらに別のがんができる人がいますが、それは患者さんの体質のせいではなく過剰なＣＴ検査による被曝が原因かもしれないのです。とても難しい問題ではありますが、10年後、20年後も元気に生活している可能性が高い年齢の人や妊娠を希望される人は、とくに医療被曝の問題に注意を払ってほしいと思います。

補助的な検査

大腸カメラとＣＴ以外の検査は補助的な検査といえます。補助的な検査には次のようなものがあります。

●胸部Ｘ線検査

一般的にレントゲン検査とよばれます。心臓に問題がないかということや、肺に転移がないかを確認します。しかし、胸部Ｘ線検査では肺への小さなサイズの転移を見つけることは難しいものです。したがって、胸部Ｘ線検査で異常がなくても、ＣＴ検査で肺に転移がないかを調べることが重要です。

●腹部超音波（エコー）検査

超音波を発する機械をおなかにあてて、体の表面から体内を観察します。大腸がんが肝臓などおなかのほかの臓器に転移していないかや、腹水がたまっていないかといったことが分かります。

●ＭＲＩ検査

放射線の代わりに磁気を利用して体の断面を撮影する検査です。がんが直腸にあり、周囲の臓器にどの程度浸潤しているかを把握する場合に非常に有用な検査です。大腸がんの肝臓への転移に関して、ＣＴより詳しい情報を得る必要があるときにも、ＭＲＩの検査が必要になります。画像はＣＴと似ていますが、ＣＴでは苦手とする情報をＭＲＩで得ることができるので、必要に応じてＭＲＩの検査が併用されます。

●腫瘍マーカー

がん細胞、またはがんに対する体の反応の結果作られる物質を測定する血液検査です。腫瘍マーカーが基準値より高いとがんの存在が疑われます。一方で、進行した大腸がんであったとしても腫瘍マーカーが正常域の中にとどまっていることもあります。大腸がんの場合は、ＣＥＡとＣＡ19-9という腫瘍マーカーを測定するのが一般的です。もし腫瘍マーカーが異常値を示す大腸がんであったならば、治療が順調に進んでいるかどうかの指標として用いることができます。腫瘍マーカーが増えていけばがんの成長を抑えられていないことが分かり、逆に減っていけばがんは小さくなってきていて治療は順調に進んでいると判断できるのです。

●ＰＥＴ検査

がん細胞に取り込まれる特徴を持つブドウ糖によく似た薬剤を注射して、どの部位にその薬剤が取り込まれるかを調べる検査です。取り込まれた部位にがんがあると判断できることを利用して、がんがどこに転移しているかを知ることができます。しかし、がんが転移しているにもかかわらずこの薬剤が取り込まれないことがあります。また、大腸がんの進行度はＰＥＴ検査をしなくても分かることが多く、これも補助的な検査に位置づけられます。

コラム3

1滴の血液で大腸がんの有無が分かる

大腸がんの検診で最も普及している方法は便潜血検査です。しかし、この検診の受診率は3~5割程度です。さらに便潜血検査でがんの疑いがあるという結果になっても、実際にがんであった人は4%程度で、検査の精度は高いわけではありません。

最近になって、血液中にあるマイクロRNAというリボ核酸が、がんの増悪や転移と関係することが分かりました。この性質を利用すると、大腸がん、胃がん、食道がん、膵がん、肝がん、胆道がん、肺がん、乳がん、卵巣がん、前立腺がん、膀胱がんといったがんの早期発見ができるようになると考えられています。さらに、CT検査や腫瘍マーカーの血液検査よりも早期の段階でがんを検出できる可能性が高いとされています。わずか1滴の血液から高い精度でがんを検出することが可能になる時代がもう少しで到来します。

2　大腸がんと診断されたら家族も検査を受けるべき理由

家族性大腸腺腫症とリンチ症候群

家族性大腸腺腫症とリンチ症候群は、子孫に遺伝する遺伝子異常が原因で大腸がんに非常になりやすくなるタイプの病気で、遺伝する大腸がんともよぶことができます。

●家族性大腸腺腫症

家族性大腸腺腫症から発生する大腸がんは大腸がん全体の１％未満にすぎませんが、遺伝するタイプの大腸がんとして重要です。家族性大腸腺腫症であれば、大腸のいたるところに計１００個以上の腺腫というタイプのポリープができることが多いので、大腸カメラの検査で容易に診断がつきます。

診断がついたら血縁者も遺伝カウンセリングを受けることになります。そこでは、家族性大腸腺腫症は50％の確率で遺伝し、遺伝していたらほぼ１００％大腸がんが発生するという説明を受けます。遺伝しているか否かは、ポリープの有無を調べる大腸カメラの検査や遺伝子検査で分かります。これらの検査結果に応じて最適な対策を立てることにより、大腸がんによって命を奪われないようにすることができます。

●リンチ症候群

リンチ症候群から発生する大腸がんも親から子どもへ50％の確率で遺伝する病気であり、大腸がん、子宮がんといったさまざまながんを発生することが特徴です。リンチ症候群の遺伝子変異を持つ人は、男性であれば54～74％、女性であれば30～52％の確率で大腸がんを発症します。血縁者にリンチ症候群の方がいる場合は、定期的に大腸カメラの検査を受けて大腸がんを早期に発見してもらうよう心がけないといけません。

問題点として、大腸がんがリンチ症候群に由来しているかどうかの診断は容易ではないということがあります。実はリンチ症候群由来の大腸がんであるにもかかわらず、通常の大腸がんとして扱われていることが非常に多いのです。その理由の一つとしてリンチ症候群由来の大腸がんは、一見すると普通の大腸がんと変わらないということが挙げられます。それではどのようなときにリンチ症候群由来の大腸がんを疑う必要があるのでしょうか。それは、次のすべてに該当したときです。
・家系内の少なくとも３人に大腸がん、子宮体がん、小腸がん、尿管あるいは腎盂のがんが認められる
・そのうちの１人は、ほかの２人に対して第一度近親者（親、兄弟姉妹、子）である
・少なくとも、連続する２世代にわたって発症している
・少なくとも１人は、50歳未満で診断されている
本来であれば医師がリンチ症候群由来の大腸がんである可能性に気づき、リンチ症候群の遺伝子検査を受けることを患者さんにすすめ、リンチ症候群由来か否かの診断をつけるべきです。そこで診断されたら、適切な対応を取ることにより、患者さんの血縁者の方は大腸がんで命を奪われずにすみます。家族内のがんの発生状況からリンチ症候群の可能性がある人がいる場合、血縁者の方には遺伝子検査を受けることや、がんの早期発見のための検査を定期的に受けることをおすすめします。とても不安に思われてしまうかもしれませんが、適切な対応を取ることにより、大腸がんによって命を奪われることを防ぐことはできます。ちなみに、リンチ症候群由来の大腸がんは大腸がん全体の２～５％です。

家族性大腸腺腫症でもリンチ症候群でもない場合

大腸カメラの検査結果から家族性大腸腺腫症は疑われず、家族歴からリンチ症候群由来であることも疑われないとき、大腸がんは遺伝しないと考えてよいのでしょうか？　残念ながらそうではありません。大腸がんの患者さんの第一度近親者（親、兄弟姉妹、子）は、大腸がんになるリスクが高くなるというデータが出ています。米国のユタ大学のサマダ氏らは「近親者に大腸がんの人がいない場合は大腸がんの早期発見のため大腸カメラの検査を10年に1回受ければ十分である。しかし近親者に大腸がんの人がいる場合は5年に1回は大腸カメラの検査を受けないと大腸がんによる死亡リスクが上がる」という報告を出しています。

第一度近親者に大腸がんの人がいる場合、数年に1回は大腸カメラで大腸がんの有無を確認し、さらにがんにかかりにくい生活習慣を意識してほしいと思います。そうすることで、大腸がんで命を落とすことを避けることができます。

コラム４　がんにかかりにくい生活とは？

国立がん研究センターがん予防・検診研究センター（現・社会と健康研究センター）がまとめた「がんを防ぐための新12か条」というものがあります。

1. たばこは吸わない
2. 他人のたばこの煙をできるだけ避ける
3. お酒はほどほどに
4. バランスのとれた食生活を
5. 塩辛い食品は控えめに
6. 野菜や果物は不足しないように
7. 適度に運動
8. 適切な体重維持
9. ウイルスや細菌の感染予防と治療
10. 定期的ながん検診を
11. 身体の異常に気がついたらすぐに受診を
12. 正しいがん情報でがんを知ることから

これはがんの予防に関するものですが、健康的な生活を送るために必要不可欠なことでもあるので、がんの治療中にも気をつけてほしい内容といえます。

第3章

大腸がんの内視鏡治療と手術治療

1　大腸がんの治療方針の決め方

大腸がんの「見た目」から、内視鏡を用いたがんの切除ができるであろうと判断された場合は「内視鏡的切除」が治療方針となります。内視鏡的な切除が難しいと判断されたときは、大腸の壁の深くまで浸潤しているがんであることを意味するため、ＣＴ検査やＭＲＩ検査の情報をもとに転移の有無を確認します。肺や肝臓といった臓器への転移、腹膜への播種、原発巣からかなり離れた場所のリンパ節への転移がなければ、がん細胞は全身には回っていないと考えることができ、手術により原発巣とその近傍のリンパ節を切除するという治療方針になります。

もし前述のような転移や播種といった所見があれば、がん細胞は体の一部分にとどまらず全身に散らばっていることが予想されます。つまりステージⅣの状態です。そのような場合は、手術、抗がん剤、放射線治療などのさまざまな治療を、多くの科の医師が集まり議論して決めることが多くなります。また、同じステージⅣでも、肝臓に一つだけ転移しているものから肺や肝臓に数えきれないくらいの転移があるものまで、さまざまな状態があります（第４章参照）。

２　大腸がんの内視鏡治療

大腸がんでは、がん細胞が大腸の壁のきわめて浅い部分、つまり粘膜層か、粘膜下層１ミリまでの深さにとどまっていれば、リンパ節に転移している可能性はほぼないことが分かっています。この場合は内視鏡的切除で完治します。

内視鏡による治療法は二つあります（図３－１）。一つはスネアという金属製の輪で病変の部分を締めて電流を流して切除する方法です。ポリペクトミーもしくは内視鏡的粘膜切除術（ＥＭＲ）とよばれ、小さな病変に用いられる治療法です。二つ目は病変が大きい場合、スネアで切除するのが難しいため、ナイフのような器具で病変をくり抜く方法です。これは内視鏡的粘膜下層剥離術（ＥＳＤ）とよばれる治療法で、以前は先進医療になっていましたが、現在は標準的な治療となり保険診療で受けられるようになりました。しかし

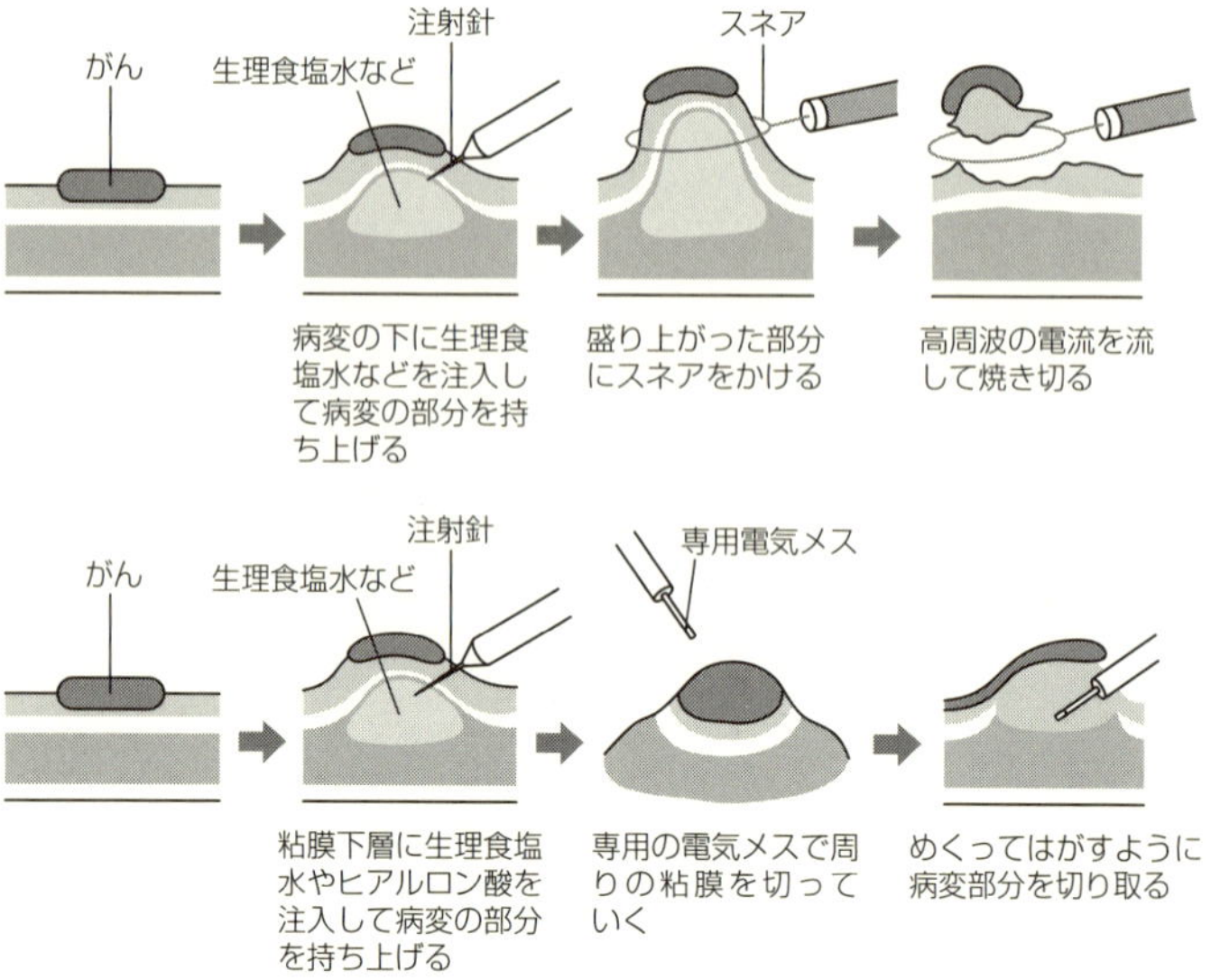

図3-1　EMR（上段）とESD（下段）

難易度が高い治療法であることに変わりはありません。

　がんを内視鏡で切除したら、病変を顕微鏡で確認してがん細胞が粘膜層か、粘膜下層1ミリの深さまでにとどまっているかを確認します。もしとどまっていれば、完治ということになります。ちなみに、粘膜層にがんがとどまっている場合はステージ0、粘膜下層1ミリまでの深さにとどまっている場合はステージⅠに分類されます。がんが粘膜下層1ミリよりも深いところに浸潤していたらリンパ節に転移している可能性が10％

程度あるため、がんのあった部位の腸と、その近傍のリンパ節を外科的な手術により切除する治療を追加することになります。この場合のステージについては後述します。

3　大腸がんの手術治療

大腸がんの手術はがんのある部位から10㎝離れたところで大腸を切除し、残った腸と腸をつなぎ合わせます。転移している危険性のあるリンパ節も同時に切除します。これを専門用語ではリンパ節郭清《かくせい》といいます。

治療を受ける人にとっての最大の関心ごとは、腹腔鏡《ふくくうきょう》で治療ができるか？　ストーマ（人工肛門）にならないか？　の2点につきると思います。まず開腹手術と腹腔鏡の手術の違いについて説明します。

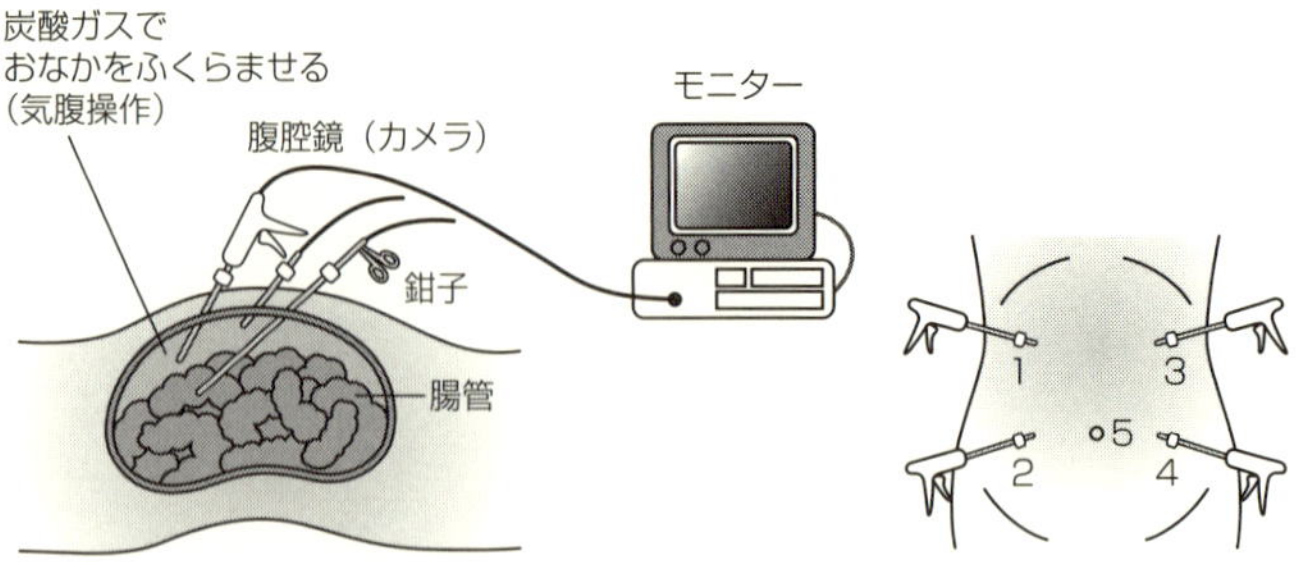

図3-2　腹腔鏡手術

開腹手術と腹腔鏡手術

　開腹手術はおなかを切開して行う手術で、一般的な方法なのでどの病院でも行うことができます。腹腔鏡の手術はおなかに穴を4～5個あけて腹腔鏡の画像をモニターで見ながら行う手術で、もっと少ない穴で治療できることもあります（図3-2）。がんの治癒率、つまり5年生存率や手術による合併症の割合はどちらも変わりません。一方、腹腔鏡の手術のほうが傷が小さいため、手術後の痛みは少なく、傷の回復も早くなります。以前は、腹腔鏡の手術は大きな大腸がんには不向きといわれていましたが、最近は大きな大腸がんに対しても行われ、安全に行う方法も広く普及しました。

　腹腔鏡の手術が難しい場合とは、医師が腹腔鏡の手術のトレーニングをしっかり受けていない場合、尿管といったほかの臓器に大腸がんが浸潤している場合、おなかの癒着《ゆちゃく》が強い場合などです。また、腹腔鏡で手術を試みても、癒着が強い場合やコントロールが難しい出血が生じた場合は、開腹手術に切り替えることがあります。それ以外の場合は、大半のケースにおいて腹腔鏡による手術で安全にがんを切除できます。患者さんの状態によっては、あえて開腹手術でやったほうがよいこともあります。患者さんにとってのそれぞれのメリットとデメリットの説明を受けたうえで、手術の執刀医が安全にできると考えたほうの術式で治療を受けてください。どちらの術式でも、がんの治療の最終目標である５年生存率がほとんど変わらない以上、患者さんにとって安全な術式を優先していただけたらと思います。

大腸がんを切除したあとは、がんがどこまで浸潤しているかと、リンパ節への転移があるかを顕微鏡で確認します。リンパ節転移がなければステージⅠもしくはステージⅡとなります。ステージⅠはがんの浸潤が粘膜下層までであり、ステージⅡは粘膜下層よりもさらに深部に浸潤しています。

リンパ節に転移している場合はステージⅢとなり、手術後に抗がん剤治療を受けることが推奨されています。抗がん剤治療を加えることにより再発率を下げ、５年生存率も高くなることが判明しているからです。

コラム5

直腸がんでもロボット支援下手術「ダ・ヴィンチ手術」が保険適用に

２０１８年４月、直腸がんに対するロボット支援下手術（ダ・ヴィンチ手術）が保険適用となりました。「ダ・ヴィンチ手術」の特徴の一つは、

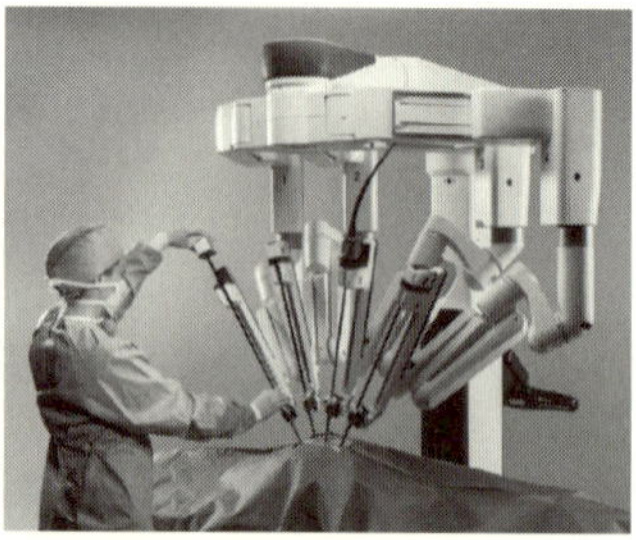

da Vinci Xi® サージカルシステム
(©Intuitive Surgical, Inc)

ダ・ヴィンチ専用の鉗子《かんし》が多数の関節を持つためによく曲がり、人間の手よりも繊細な動きをすることができることです。さらに３Ｄ画像を見ながら手術をできるので、従来の腹腔鏡手術よりも優れた空間認識を持ちながら手術をすることができます。つまり、従来の手術よりも正確で繊細な手術によって、患者さんの体に対する負担を軽減できることが期待されています。

患者さんの負担する費用は腹腔鏡の手術と同額です。まだ直腸がんのダ・ヴィンチ手術ができる医師は非常に少ないのですが、今後はこの手術を行う病院が増えてくることが予想されます。

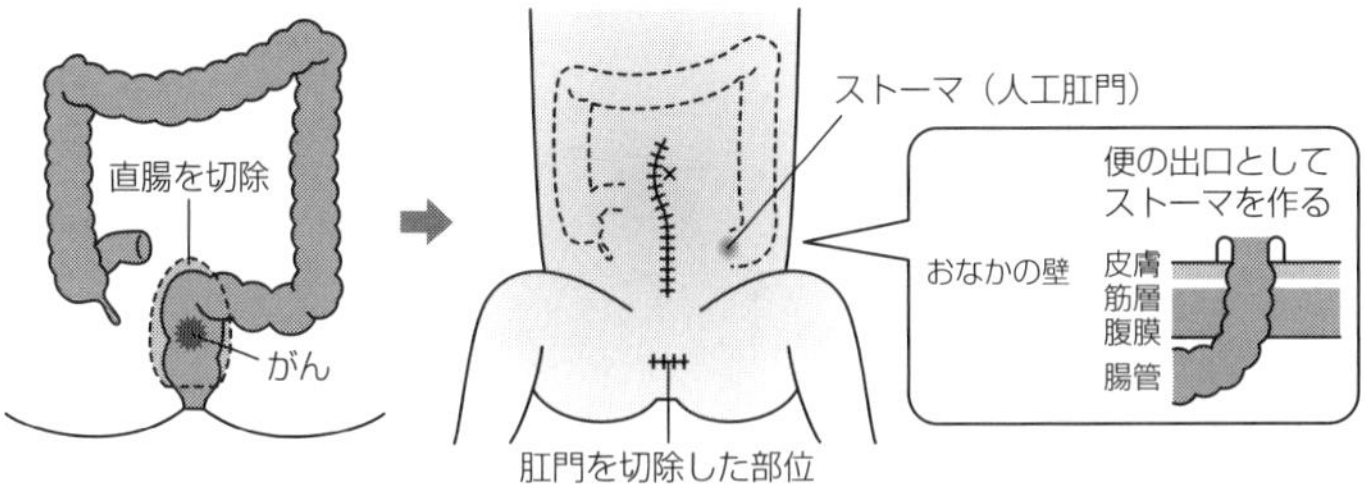

図3-3　ストーマの造設

ストーマ（人工肛門）

●ストーマになる場合

もう一つ、多くの人が気になることはストーマになるかどうかでしょう。ストーマを作る場合は、もとの肛門はがんと一緒に切除され、肛門のあった部位は縫い閉じられます。そして肛門の代わりとなる便の出口、つまりストーマを作ります（図3-3）。

どのような場合にストーマになるかですが、直腸以外にできたがんに関してはストーマにはなりません。しかし、直腸にできたがんの場合は、手術のときに肛門括約筋《かつやく》という肛門を締める筋肉を残せないことがあるため、ストーマになる可能性があります（図3-4）。

肛門括約筋を残せない場合とは、直腸のがんを切除する際にがんの取り残しを避けるため、肛門括約筋のある場所まで切除する必要があるときです。肛門括約筋を切除してしまうと、たとえ肛門が残っていても締めたり緩めたりができず、肛門の役目を果たせなくなるためストーマが必要になるのです。

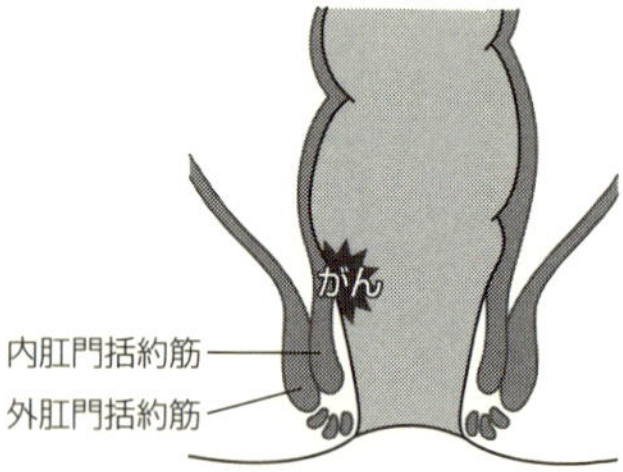

図3-4　肛門括約筋
肛門括約筋は外肛門括約筋と内肛門括約筋から構成され、がんを切除する際に肛門括約筋を残せない場合はストーマとなります。

直腸のがんでも、肛門括約筋からある程度離れている場合は肛門括約筋を残せるので、ストーマは必要ありません。最近では治療技術の進歩や研究の成果のおかげで、これまで残せないと思われた肛門括約筋を残して、ストーマを避ける治療法が広がりつつあります。それは、放射線治療と抗がん剤治療の併用療法を行ってから手術を行う治療法で、術前化学放射線療法とよばれます。肛門括約筋を残して切除できるくらいに直腸のがんが縮小すれば、ストーマを避けることができます。まだ日本では標準的な治療ではありませんが、欧米では標準的な治療になっており、国内でも次第に普及することが予想されます。

ただし治療効果には個人差があり、肛門括約筋を残せたとしても、排便の機能が低下して1日に10回以上トイレにいかないといけない人や、オムツなしでは外出できない人もい

メリット	原発巣の縮小により、ストーマを避けられる可能性がある 抗がん剤と放射線治療がどの程度効くかが事前に分かる
デメリット	手術までの期間が長くなることにより、治療が長期化する 手術後の合併症の危険性が高まる 手術を行う前に体力を消耗してしまう危険性がある

表3-1　術前化学放射線療法のメリットとデメリット

ます。ここまで大変な状態になってしまう頻度は高くはありませんが、ストーマにならずにすんだとしても、必ずしも快適な生活が約束されるわけではありません。すべての人にとってストーマではないほうがよい、というわけでもないのです。ストーマになることは簡単に受け入れられるものではありませんが、術前化学放射線療法のメリットとデメリット（表3-1）について主治医に聞きよく考えてください。

●ストーマの管理

ストーマを作ることで多くの人が直面するトラブルは、皮膚の荒れ、便の漏れ、においなどです。

おなかへの装具の張り付け方（図3-5）が不適切だと、便が漏れたり皮膚が荒れる原因となります。手術直後には体に合っていた装具でも、その後太ったり痩せたりした結果合わなくなることもあります。このようなトラブルに直面したときには、ストーマ外来の看護師や皮膚・排泄ケア認定看護師といったストーマに詳しい人に相談してください。一人で悩まないで早く相談するのがコツです。通院している病院にストーマ外来がない場合は、ほかの病院のストーマ外来を受診することも可能です。

ストーマを作った人は身体障害者福祉法の4級の障害に該当するため、身体障害者手帳を取得することができ、装具の給付や税の控除のサービスを受けられます。

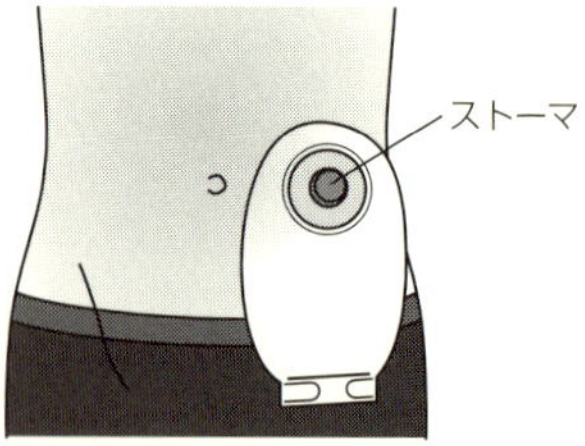

図3-5　ストーマの装具

ストーマを装着している人が抗がん剤治療を受けるときの注意点は次のとおりです。抗がん剤の成分は、しばらくのあいだ便や尿に残ります。便や尿などに直接触れたとしても健康に大きな害を及ぼすことはありませんが、ストーマの処理を家族がしている場合、便の中に抗がん剤の成分が残っている可能性がある期間は本人が処理したほうがよいでしょう。注意しないといけない期間とは、抗がん剤の投与中と投与終了後2日間です。もし本人が処理をするのが難しく、ほかの人が行うときは手袋を着用して処理してください。廃棄するものは、二重にしたビニール袋に入れ密閉します。排泄物が皮膚についたら、直ちに水道水で十分に流し石けんでよく洗いましょう。

ストーマの人に限らない話となりますが、ほかの人が抗がん剤に曝露されないために次のことを心がけないといけません。

・男性は便座に腰かけて排尿をする
・尿がこぼれた場合には、トイレットペーパーできれいにふきとりトイレに流す
・使用後は蓋をして水を流す
・血液が手についた場合やトイレの後は、石けんで手をよく洗う

排泄物や嘔吐物に関しては注意を払って処理をする必要がありますが、それ以外のことに関しては普段どおりに生活しても全く支障ありません。

手術後の合併症

手術をすると、必ず一定の割合で合併症が起こります。どれだけ手術のうまい医師が治療をしてもその可能性を０にすることはできません。合併症を起こすと、入院期間が長くなり再手術が必要になることがあります。比較的頻度の高い合併症に縫合不全、腸閉塞、創感染があります。

●縫合不全

手術で縫い合わせた腸がうまくつかないことを縫合不全といい、その結果便がおなかの中に漏れてしまいます。直腸がんの手術の場合は約5％、直腸がん以外の大腸がんであれば約1.5％の頻度で発生します。軽症の場合は、食事を止めて腸を安静に保つことで治ります。しかし、重症の場合は再手術が必要になります。縫合不全の症状としては発熱、腹痛が挙げられます。

●腸閉塞

手術を受けると、麻酔の影響や、おなかを開けた際に腸が外気に触れることにより、腸の動きがしばらく悪くなることでおならや便が出なくなります。これが腸閉塞とよばれる状態です。通常は手術をして数日で腸が動きだし、おならや便が出るようになります。このように順調な経過をたどれば問題ありませんが、腸の麻痺がなかなか回復せず、ガスや便が腸にたまりおなかがパンパンになることがあります。その結果、吐き気・嘔吐といった症状が出ます。このような場合は、鼻から腸までチューブを入れてたまった腸液やガスを外に出し、腸を安静にしつつ腸閉塞が治るのを待ちます。これでよくならない場合は、腸閉塞を治すための手術をすることもあります。最近は治療技術の進歩によって、チューブを挿入したり再手術が必要になるほどの重度の腸閉塞はかなり減っています。

●創感染

創感染とはおなかの傷口に菌が感染することで、傷口が化膿してしまいます。約10％の頻度で起こります。縫い合わせた皮膚を少し開き、膿を体外に出すことにより徐々に治ります。

コラム６　癒着はなぜ生じるのか？

手術でがんを切除したところを糸などで縫合してつなぎ合わせると、糸が溶けたあともしっかりとくっついています。このようなくっつこうとする力は、体に備わっている治癒力の一つです。しかし、本来離れているべき組織同士や組織と臓器が意に反してくっついてしまうことも。その代表の一つが手術後の癒着です。開腹手術ではかなり高い確率で癒着が生じます。癒着が生じても何ら問題は生じないことが多い一方で、一部の人は癒着が原因で腸閉塞になります。最近は大腸がんの手術が進歩したおかげで、癒着が原因による腸閉塞は減ってきています。

手術後の後遺症

今までお話した合併症は治りますが、手術を受けたことによってやむを得ず症状が残ってしまうものもあり、それを後遺症とよびます。直腸がん以外の大腸がんの手術では後遺症が残ることはほとんどありませんが、直腸がんの手術では次のような後遺症が残ることがあります。

●排便機能障害

直腸がんの手術では、直腸が切除されるため便をためるスペースが少なくなり排便回数が増えたり、便失禁となってしまったりすることもあります。多くの場合、症状は数カ月～数年かけて次第に改善されていきます。便失禁で悩まされているときのセルフケアの一つに「肛門をギュッと締めて緩める」ことを繰り返す骨盤底筋体操があり、排便機能の回復に役立ちます。100回ずつを1日2～3セット行うことをおすすめします。下痢状便で排便回数が多いときには、薬物療法が有効です。整腸剤やポリカルボフィルカルシウムという薬を飲むことにより、便が硬くなり排便回数が少なくなることを期待できます。排便機能障害がひどい場合には、ストーマを作って肛門を縫い閉じるという対処法をせざるを得ないこともありますが、そこまでひどい排便機能障害になることはまれです。また、排便機能障害に対して仙骨神経刺激装置の植え込みという治療法もあります。これは、ペースメーカーのような機器を埋め込み、仙骨神経を電気的に刺激することで便失禁を改善させる方法です。

直腸がん以外の大腸がんの手術後であっても、しばらくのあいだ排便の回数が増えることがありますが、次第に減っていきます。

●排尿障害

直腸の周囲には排尿機能を司る自律神経があります。手術でその神経を傷つけてしまうことが原因で、尿意が分からなくなって膀胱が尿でパンパンになったり、尿を出しきる力が衰えて膀胱の中に尿が残ってしまうことがあるのです。手術は自律神経を傷つけないように注意して行われますが、ある一定の確率で排尿障害が起きてしまいます。軽い排尿障害であれば薬物療法で改善させることができます。薬物療法だけでは十分でないときには、自分でカテーテルという細い管を尿の出口から膀胱まで入れて、膀胱にたまっている尿を外に出す処置が必要になります。これを自己導尿といいます。自己導尿が必要になってしまったとしても、多くのケースで次第に排尿障害は改善して自己導尿は必要なくなります。また、排尿障害にも仙骨神経刺激装置は有効です。

●性機能障害

直腸の周囲には性機能を司る骨盤内自律神経があり、手術の際にその神経を傷つけてしまうことが原因で、性機能障害が出現する可能性があります。男性の性機能障害としては、勃起障害と射精障害が挙げられます。勃起障害では、勃起が不十分になるために性交が行えなくなります。射精障害では、勃起はできますが膀胱内に射精をしてしまいます。女性の性機能障害は、性交時に痛みが出ることが挙げられます。ストーマになったことによる心理的なストレスにより性生活が障害されることもあります。近年は安全な手術技術の普及や腹腔鏡手術により良好な視野を確保して手術ができ、骨盤内自律神経の損傷は減ってきています。その結果、手術後の性機能障害で悩まされる人は減っています。

4　手術後に気をつけること

大腸がんの手術後は体力が落ちています。退院の直後から以前と同じような生活を送ると体に負担を与えます。体力を温存することを意識して、仮に体調が万全と思われる状態になったとしても常に再発の危険が潜んでいることを忘れず、体をいたわった生活をしていきましょう。たとえば、自宅に帰るとバタンキューとなってしまうような余裕のない生活は避けてほしいものです。また、手術後しばらくは、なるべく消化のよいものを食べましょう。次のものを大量に食べると腸閉塞を起こすことがあるので注意してください。

・ごぼうなど繊維質の多いもの
・水分を吸って膨らむ昆布などの海藻類
・噛まないで飲み込みがちな蕎麦や、中華麺などの麺類

手術後しばらくはこれらの食品を控えめにするか、細かく刻みよく噛んで少しずつ食べましょう。これらのものを食べてはいけないといっているわけではありません。たとえ

ば、繊維が多いものは体に必要なものであり、むしろ積極的に取り入れてほしいものになります。そこで、取り入れる量や食べ方には注意を払いましょう。その際、調理法を工夫するという手もあります。ここでは食物繊維が大量にとれて腸に負担を与えにくいレシピを一つ紹介します。

＊

ごぼうのポタージュスープ

材料　ごぼう　１００g　玉ねぎ　40g
牛乳　１００cc　塩　適量
薄口しょうゆ　小さじ½　水　50cc
菜種油　大さじ１杯

①ごぼうを5ミリ角に切る。鍋に菜種油をひき、みじん切りにした玉ねぎを加えてよく炒め、ごぼうと塩ひとつかみを加えてさらによく炒める。
②水を入れてから蓋をして、ごぼうがやわらかくなるまで約10分煮る。
③②と牛乳をミキサーにかけ、鍋にもどして温めしょうゆで味付けする。味付けがたりなければ、岩塩を加える。

*

大腸がんの手術後に便秘になる人がいます。その解決策として、バランスのよい食事と運動が大切になります。場合によっては薬物療法を併用してもよいでしょう。大建中湯《だいけんちゅうとう》という漢方は腸の調子を整え、自然な排便に導くサポートをしてくれるだけでなく、腸閉塞になる確率を下げてくれます。大建中湯は保険診療で処方してもらえる薬です。また、便が硬くて便秘気味のときは、便を軟らかくする酸化マグネシウム（商品名マグミット、マグラックスなど）を処方してもらいましょう。バランスのよい食事と運動、適切な薬物療法ですっきりとした毎日を送ることができます。

5　大腸がんの再発率をより0に近づけるためにすべきこと

ステージ0の大腸がん切除後の再発予防

ステージ0とは大腸がんが粘膜層にとどまっている状態で、切除後の再発率は0です。しかし、切除した大腸がんとは別に新たな大腸がんができることがあるので、定期的に大腸カメラの検査を受けて新しい大腸がんができていないかを確認する必要があります。

ステージⅠとⅡの大腸がん切除後の再発予防

ステージⅠの大腸がんの再発率は、直腸以外にできたがんでは約2％、直腸にできたがんでは約4～8％です。ステージⅠでもがん細胞が粘膜下層の1ミリまでの深さにとどまっている場合に限っては、再発率は0です。

ステージⅡの大腸がんの再発率は、直腸以外にできたがんでは約10％、直腸にできたが

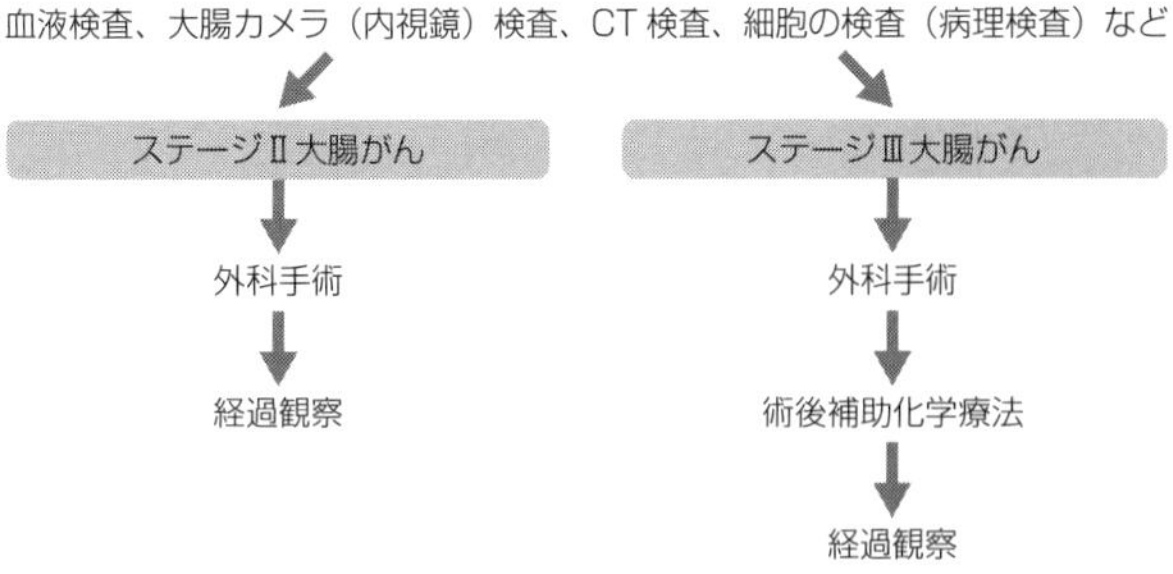

図3-6　ステージⅡ、Ⅲの大腸がんの治療

んでは約13～21％です。直腸にできたがんのほうが、直腸以外のがんよりも再発率が高い傾向にあります。ステージⅡの大腸がんの再発率を下げて、生存率を高くするために抗がん剤治療が試みられたことはありますが、生存期間の延長を実証することができませんでした。したがって、手術後に抗がん剤治療を受けることは例外的なケースを除いて推奨されていません。つまり、ステージⅡの大腸がんの手術後は、抗がん剤治療を受けないで、定期的に大腸カメラ検査、CT検査、腫瘍マーカーの血液検査をして再発していないかを確認していくことになります（図3-6）。ただし、ステージⅡでも次に挙げるケースは再発する可能性が高くなるため、手術後に3カ月から半年間の抗がん剤治療を受けることが推奨されています（表3-2、3-3）。

●テガフール・ギメラシル・オテラシルカリウム（TS-1、飲み薬） 　+オキサリプラチン（エルプラット、注射） ●カペシタビン（ゼローダ、飲み薬）+オキサリプラチン（注射） ●レボホリナートカルシウム（アイソボリン、注射） 　+フルオロウラシル（5-FU、注射）+オキサリプラチン（注射）

表3-2　手術後の再発を抑えるために用いられる抗がん剤
（　）内は代表的な商品名と薬の剤形を表します。

●カペシタビン（飲み薬） ●テガフール・ギメラシル・オテラシルカリウム（飲み薬） ●テガフール・ウラシル（UFT、飲み薬） 　+ロイコボリンカルシウム（ユーゼル、飲み薬）

表3-3　強力な抗がん剤の投与が難しい場合の抗がん剤

・腸に穴があいたことがきっかけで大腸がんが見つかったケース
・腸閉塞で大腸がんが見つかったケース
・低分化型もしくは未分化型という非常に顔つきの悪い大腸がんのケース
・大腸がんが大腸の壁を突き破っておなかの中に顔を出しているケース
・がん細胞が血管やリンパ管に浸潤しているケース

ステージⅢの大腸がん切除後の再発予防

リンパ節に転移していることが判明した大腸がんはステージⅢに分類され、リンパ節転移の個数と、大腸の壁にどの程度食い込んでいるかによって、さらにステージⅢa、Ⅲb、Ⅲcに分けられます（表1-1）。

再発率はリンパ節転移の数が少ないほど低いことが判

明しています。たとえば、リンパ節転移の数が3個以内の場合、直腸以外にできた大腸がんの再発率は約23％、直腸にできたがんでは約26～40％です。一方で、リンパ節転移の数が4個以上の場合、直腸以外にできた大腸がんの再発率は約30％、直腸にできたがんでは約30～50％です。抗がん剤治療を受けることにより再発率を約7％下げられることが実証されています。したがって、一般的には腎臓や肝臓の機能に問題がなく、元気に動けるだけの体力があり、さらに抗がん剤治療を受けることを納得された患者さんには、3カ月から半年間の抗がん剤治療を受けていただくことになります（図3-6、表3-2、3-3）。

●ステージⅢの大腸がんでは抗がん剤治療を絶対に受けないといけないのか？

ステージⅢの大腸がんと診断され、腎臓や肝臓の機能に問題がなく元気に動ける体力があるときは、再発率を下げるための抗がん剤治療を絶対に受けないといけないのでしょうか？

先ほどはステージⅢのリンパ節転移の数に分けて再発率を説明しましたが、ステージⅢ全体で考えると再発率は約30％とされています。ここでは、手術後に受ける抗がん剤治療によって約30％の再発率がどの程度下がるかを考えてみます。

本来であれば再発していたところを、抗がん剤治療を受けることによって再発しなくなる人の割合は約7％で、抗がん剤治療を受けても再発する人は23％います。23％の人の中には、抗がん剤治療により再発するまでの期間が長くなっている人も含まれます。

一方で、抗がん剤治療を受けなくても再発しない人は70％です。つまり、もともと再発しない人からしたら、抗がん剤治療を受けることは無駄です。抗がん剤治療には経済的な損失があり、数％の人は抗がん剤の副作用の後遺症に悩まされることになります。「抗がん剤を受けなければ再発してしまうが、抗がん剤を受けることによって再発を免れる人」を事前に選別できることが理想的ですが、そのような判断は今の科学技術では不可能です。この抗がん剤治療は、将来的に再発するか分からないことを前提にして行われるので、体に負担のない範囲で行うことが妥当になってくるでしょう。「体に負担のない範囲」とは、抗がん剤の副作用に悩まされないということと、抗がん剤の副作用による後遺症を残さないということです。そのためにどうしたらよいかは、抗がん剤の項目で説明します（第6章参照）。ここでは手術後の抗がん剤治療を受けるかどうかに際して、考えないといけないことをまとめます。

・患者さんの状態（腎臓や肝臓の機能に問題がなく、元気に動ける体力があるか）

・患者さんの治療に対する価値観
・患者さんの認知能力（薬の自己管理や副作用のセルフケアがきちんとできるか）
・患者さんの経済的な問題

がんの再発率を下げるためならどんな治療でも受けたいという人は、抗がん剤治療を受けるか否かについてそれほど悩むことはないでしょう。

一方で副作用が怖くて抗がん剤治療を受けるかどうか悩む人もいます。そのようなとき、私は必ず二つの助言をします。一つ目は、実際に治療を受けてみて、副作用が辛ければいつでも抗がん剤治療をやめることができるということです。この選択肢により、もっと柔軟に抗がん剤を受けるかどうかを考えることができるようになります。二つ目は、副作用が強くなく、それほど体に負担なく受けられる抗がん剤があるということです。フルオロウラシル（５－ＦＵ）という系統に分類される薬に、オキサリプラチン（商品名エルプラット）という薬を併用する治療法が主流なのですが、５－ＦＵという系統に分類される薬だけによる治療もそれなりの効果は期待できるため選択肢の一つとなります。２剤を併用する治療法に比べ、副作用はかなり少なくなります。副作用のことが気になって抗がん剤治療を受けたくないときは、５－ＦＵ系の抗がん剤だけによる治療を受けることも、試みるべき価値の高い治療法になります。
また、再発を抑えるのは抗がん剤だけではないということを忘れてはいけません。

コラム7 抗がん剤治療以外で大腸がんの再発率を低くする方法とは？

米国臨床がん学会の学会誌に、抗がん剤治療以外の方法でステージⅢの大腸がんの再発率を低くして5年生存率を高くする食べ物があるという論文が掲載されました。その食べ物とは、クルミなどのナッツです。

この論文によると、大腸がんのステージⅢの手術後にナッツをたくさん摂取したグループと、摂取しなかったグループとで、ナッツ摂取群の5年生存率が15％もよかったというのです。

5年生存率で15％も差をつけたという結果は驚くべきことです。ナッツは手術後の抗がん剤治療に匹敵するものといえるでしょう。ただし、この結論から抗がん剤治療を受ける代わりとしてナッツを食べようという解釈はしないでください。病院で適切な治療を受けつつ食生活に気をつけると、よりよい治療結果が得られるということです。今回ご紹介した論文以外の複数の医学的なデータからも、食事内容ががんの治療成績に非常に大きな影響を与えることが示唆されています。

ここで注意しないといけないことは、極端な食事療法を提案する医師がいるということです。たとえば、糖質制限食を推奨する医師がいます。塩分を取らないほうがよいと主張する医師もいます。そのような食事療法をして体調を崩さなければよいのですが、あまりに極端な食事内容のために体調を崩す人がいます。特殊な食事療法を取り入れて体調が悪くなった場合は、本当にその食事法が体にあっているか否かをしっかり考えてください。誤った知識に基づいて食事内容に気をつけることは、がんの治療成績を下げることにつながりかねません。

「ナッツ摂取群のほうが、15％も5年生存率がよかった」というのは、オメガ3脂肪酸という脂質をナッツからたくさん摂取したということが理由の一つとなります。「オメガ3脂肪酸」はがんと闘いがんに負けない体を作る食事で、意識しないといけないキーワードになります。また、食物繊維を適度に取ると大腸がんの生存率を向上させるというデータがあり、「食物繊維」もキーワードになります。

最近の医学的なデータを見てみると、食事内容を工夫したほうが大腸がんの生存率がよくなることは間違いなさそうです。

第4章

ステージⅣの大腸がんの治療法

1　手術だけでは完治が難しい場合の大腸がんの治療方針

ステージ0～Ⅲまでの大腸がんは、がん細胞が全身には回っておらず体の一部分だけにとどまっている段階といえます。したがって、その部分を内視鏡で切除するか、腸とその周囲のリンパ節を手術により切除するだけで、それなりの確率でがんの完治を目指すことができます。一方で、がん細胞が全身に回ってしまっていると考えるステージⅣの大腸がんは、抗がん剤が重要な役目を果たします。抗がん剤の中に含まれるがん細胞を死滅させる成分は、血液の流れに乗って全身に散らばったがん細胞に行きわたり、がん細胞を死滅させ、がんが大きくなるのを抑えてくれるからです。したがってステージⅣの大腸がんの治療では抗がん剤治療が中心になりますが、手術や放射線治療を加えないといけない場面も多くあります。つまりステージⅣの大腸がんでは、抗がん剤治療、手術、放射線治療を臨機応変に活用する治療が行われます。

コラム８　ステージⅣや再発では本当にがん細胞が全身に散らばっているのか？

ステージⅣの大腸がんとは次のような状態をさします。

・肺や肝臓といった臓器に転移している
・原発巣から遠く離れたところにあるリンパ節に転移している
・腹膜播種をしている

このような状況では、がん細胞が全身に回っているため、たとえ目に見えるがんを切除できてもがんは治らないと考えられています。つまり全身に回ったがん細胞を制御するために、抗がん剤治療が必要になるのです。

これに対して、オリゴメタスタシスという概念があります。原発巣から遠く離れた部位に転移をしていても、がん細胞は全身に回ってはおらず数カ所の限局した部位だけにとどまっているることがあるという考え方です。その証左として、肝臓に転移した大腸がんを切除できた場合、抗がん剤治療を受けなくても30％程度の方は再発しません。もし全身にがん細胞が回っているならば、たとえ肝臓の転移巣を切除してもほぼ１００％どこかにがんが再発するはずです。このような事実からステージⅣや再発であっても、必ずしもがん細胞は全身に回っているとはいえないことになります。そこで、手術で取りきれる見込みがある場合は、手術をしてがんの完治を目指すのです。

2　ステージⅣの大腸がんの治療方針

大腸がんのステージⅣといってもさまざまな状態があります。肝臓に一つしか転移のない状態も、肝臓や肺に無数の転移があり腹膜播種のために腹水が多量にたまっている状態も、同じステージⅣに分類されます。そして治療方針にも多くの選択肢があるため、医師によって治療方針が異なることは多々あります。二つの事例を挙げて治療法を紹介します。

＊

事例1　肝臓に5cmの転移巣が一つある状態で見つかった大腸がん（図4-1）

治療方針A

肝臓の転移巣を安全に切除できる見込み

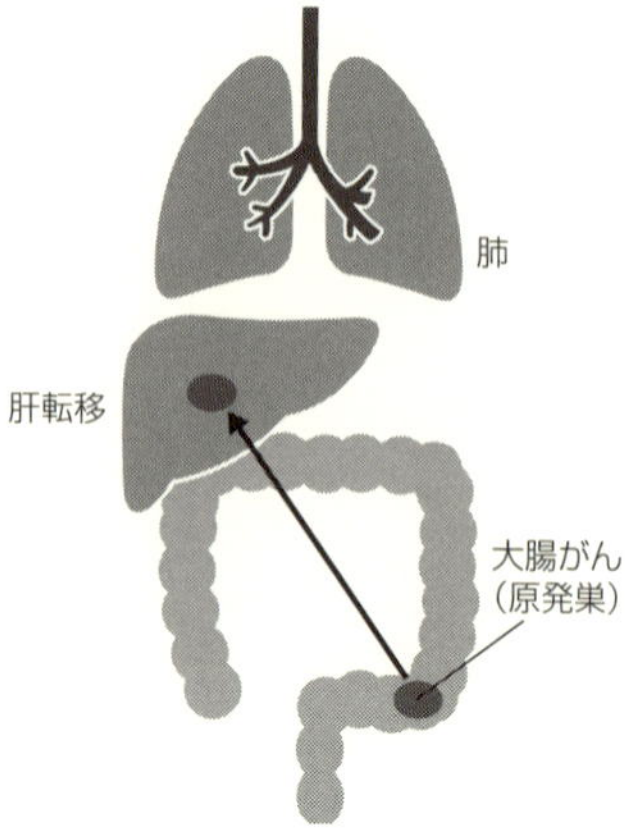

図4-1　肝臓に転移した大腸がん

が高いときは、大腸のがんと肝臓の転移巣を同時に切除し、そのうえで半年間ほど再発率を下げるための抗がん剤治療を行う。
これはよく選択される治療法ですが、次のような治療が選択される場合もあります。

治療方針Ｂ

はじめに大腸のがんのみを切除する。そのうえでしばらく肝臓の転移巣を小さくするための抗がん剤治療を行いつつ、ほかの部位に新たな大腸がんの転移巣が出現しないかを確認する。新たな転移巣が出現する兆候が出なければ、肝臓の転移巣を切除する。

治療方針Ｃ

先に抗がん剤治療を行ったうえで、大腸のがんと肝臓の転移巣を同時に切除する。

事例１は肝臓の転移巣を手術で取り除ける見込みがあるケースとして紹介しましたが、転移巣が肝臓のみでも多数あるために手術で取りきれないケースもあります。そのような場合でも、抗がん剤治療をすることにより１～３割程度では手術で取り除けるくらいまで転移巣を小さくすることができます。

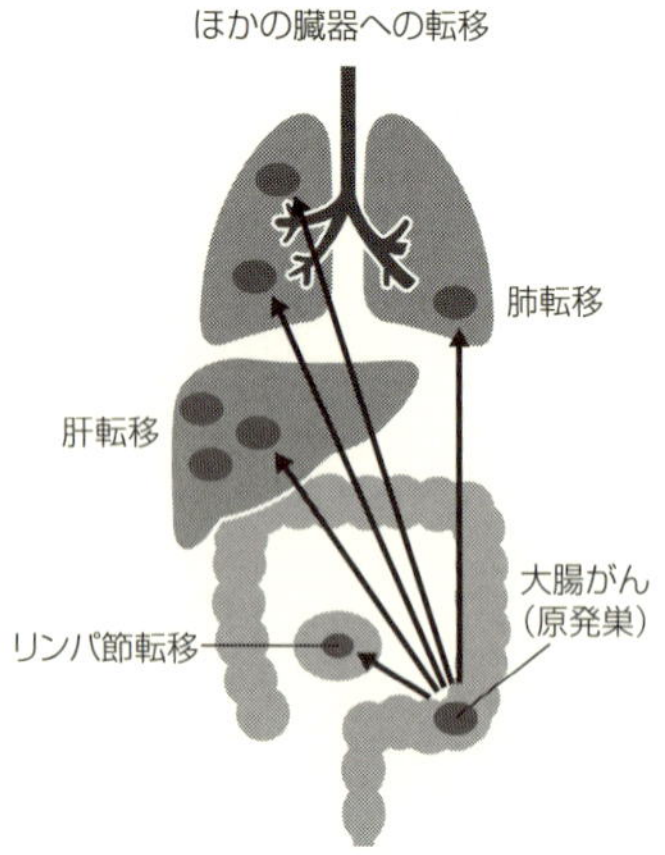

図4-2　肺と肝臓に無数に転移し、複数のリンパ節にも転移した大腸がん

事例2　肺と肝臓に無数に転移し、複数のリンパ節にも転移した大腸がん（図4-2）

大腸のがんによっていずれ腸閉塞になる可能性が高い場合は、大腸のがんのみを切除し、肺と肝臓にある無数の転移巣とリンパ節の転移巣に対しては、抗がん剤治療を行います。

腸閉塞になる可能性が低い場合は、大腸のがんを切除せずに抗がん剤治療をすることになります。抗がん剤治療によりがんが顕著に縮小し、手術をすると完治が見込まれるときは手術をすることもあります。

*

二つの事例で考えられる治療方針を挙げました。ステージⅣの大腸がんは何とおりもの治療方針があるということを分かってもらえたでしょうか。さらに次のことを踏まえて、ベストの治療方針を決めます。

・体力的に耐えられる治療であるか？
・思ったような効果が出なかったときには、どのように挽回するか？
もしかしたら、主治医からの提案に納得できないこともあるかもしれません。ほかの意見があるかもしれないから主治医以外の医師の意見を聞きたい、と思うこともあるでしょう。そのような場合は、セカンドオピニオンを利用してください（第7章参照）。

3　放射線治療

放射線治療とは高いエネルギーを持つ電子線、X線、ガンマ線、粒子線（陽子線、重粒子線）を使って、がん細胞の遺伝子を傷つけ、がん細胞を死滅させる方法です。

放射線治療を受ける際は、はじめにCT検査で放射線を当てる場所を決めて体に印をつけます。それを目印に、放射線を毎日少量ずつ分けて照射します。放射線を当てる位置を決めるのに少し時間がかかりますが、いったん位置が決まってしまったら1回の照射にかかる時間は着替えの時間も含めて15分程度です。放射線治療の目的は主に三つあります。

一つ目の目的は、直腸がんの手術前にがん細胞を死滅させることです。抗がん剤と放射線治療を併用する術前化学放射線療法を行ったうえで、直腸がんの手術を行います。すべての病院で行われているわけではありませんが、この治療を行う病院は次第に増えてきています。第3章でも述べましたが、この治療法により直腸がんが小さくなり、ストーマ（人工肛門）にならずにすむことがあります。また、切除した病巣を顕微鏡で観察してみると約10～20％の確率でがん細胞が完全に死滅しています。つまり術前化学放射線療法により直腸のがんが完全に死滅することがあるということです。しかし、完全にがん細胞が死滅したかどうかを確認するには、実際にがんのあった部位を切除して顕微鏡で確認するしかありません。そこで、ＣＴ検査や内視鏡検査でがん細胞が消失しているようでも、病巣があった部位を手術で取り除く治療が一般的になります。一方、欧米ではＣＴ検査や大腸カメラ検査でがん細胞が消失したように見える場合、すぐに手術をしないで経過を見るという試みがなされています。ＣＴ検査や内視鏡検査でがんが再び指摘された場合のみ、手術で直腸と周囲のリンパ節を切除します。

二つ目の目的は、転移した部位のがんを完全に消失させることです。たとえば、大腸がんの治療ガイドラインにおいては「転移した部位が肺のみであり、その大きさが５㎝以内で個数が3個以内であるケースや、肺以外にも大腸がんが存在するがそれらの部位が制御されているケースでは、体幹部定位放射線治療も考慮する」という記載があります。体幹部定位放射線治療とは、多方向からピンポイントで放射線を当て、正常な臓器に当たる放射線を最小限に抑えつつ、より多くの放射線をがんに照射する治療法です。

三つ目の目的は、がんによる痛みや出血といった症状を抑えることです。これは緩和的な放射線治療ともよばれます。骨盤の中にできた大腸がんによる痛み、骨への転移による痛み、がんからの出血に用いられ、約70％の患者さんの症状が改善します。緩和的な放射線治療はがん細胞を死滅させる力は弱いですが、がんを小さくして症状を抑え、より快適な生活を送ることを支えてくれます。

放射線治療は抗がん剤治療に比べると体への負担が少なく、高齢の方でも安心して受けることができます。もちろん、治療である以上は副作用の可能性はありますので、放射線科の医師から治療のメリットとデメリットをしっかり聞いてください。

放射線治療にも問題点があります。たとえば、主治医が放射線治療のことに詳しくないために、本来であれば放射線治療を受けたほうがよい場面であるにもかかわらず、放射線治療が提案されないことがあるのです。その証左の一つとして、海外ではがん患者さんの

６割が放射線治療を受けていますが、日本では３割しか受けていないという事実が挙げられます。ステージⅣや再発の大腸がんであっても、放射線治療を常に視野に入れて治療を受けていくことが大切です。たとえば、抗がん剤治療に手詰まり感が出てきたときや、がんの痛みをなかなか取り除くことができないとき、放射線科の医師にセカンドオピニオンを求めると、放射線治療を受けてみる価値があると提案されることがあります。

治療を受ける際は施設の選び方も重要です。たとえば、放射線科の医師に「放射線治療はこれ以上できない」といわれても、ほかの病院の医師から「まだ放射線治療をする余地がある」といわれるケースもあるのです。このようなケースでは高度なテクニックを要する放射線治療になることが多く、限られた病院でしか受けられません。遠方にしか病院がないことがありますが、その場合は遠方の病院に短期間滞在して放射線治療を受け、その後は再び地元の病院で治療を受けるというのも選択肢になることでしょう。私は患者さんにそのような治療を受けてもらうために、１カ月くらい遠方の病院に行っていただくこともあります。

コラム９　放射線治療の副作用

放射線治療の副作用は、放射線が当たった部位の炎症によって生じる急性期の副作用と、細胞が線維化することによって数年してから生じる副作用があります。急性期の主な副作用は、吐き気、下痢、膀胱炎、肛門痛、皮膚炎といったものです。また晩期の副作用には、腸閉塞、潰瘍、瘻孔形成といったものがあります。

一般的な副作用を挙げるときりがありませんが、副作用は放射線が当たった部位にのみ生じるというのが原則となります。たとえば、急性期の副作用の一つに膀胱炎がありますが、放射線治療の際に膀胱に放射線が当たらなければ膀胱炎は起きません。医師は、放射線が正常な細胞になるべく当たらないように放射線治療の計画を立てますし、最近は非常に高性能な放射線治療の機械があるので、副作用をかなり減らすことができるようになっています。

4　粒子線治療

粒子線治療は大腸がんの骨盤内再発や肝臓への転移に対して行われる、先進医療の中で受けることができる放射線治療の一つです。先進医療とは、高度な医療技術を用いた治療法や医療技術のうち、公的医療保険の対象にはなっていないものの、有効性や安全性について一定の基準を満たしたものをいいます。直腸がんの手術後の骨盤内の再発に対する放射線医学総合研究所での粒子線治療の２０１６年の治療成績は、５年局所制御率が88％、５年生存率は59％でした。一般の放射線治療での５年局所制御率は30％以下、５年生存率は10％以下であり、粒子線治療はほかの放射線治療の成績に比較して良好な成績です。同様に肝臓に転移した大腸がんに対しての粒子線治療も良好な治療成績が出ています。粒子線治療は大腸がんに対してとても有効な治療法といえます。

粒子線治療には、加速させた陽子を体の外から病変にあてる陽子線治療と、炭素イオンをあてる重粒子線治療の２種類の治療があります。通常の放射線治療で用いられる高エネ

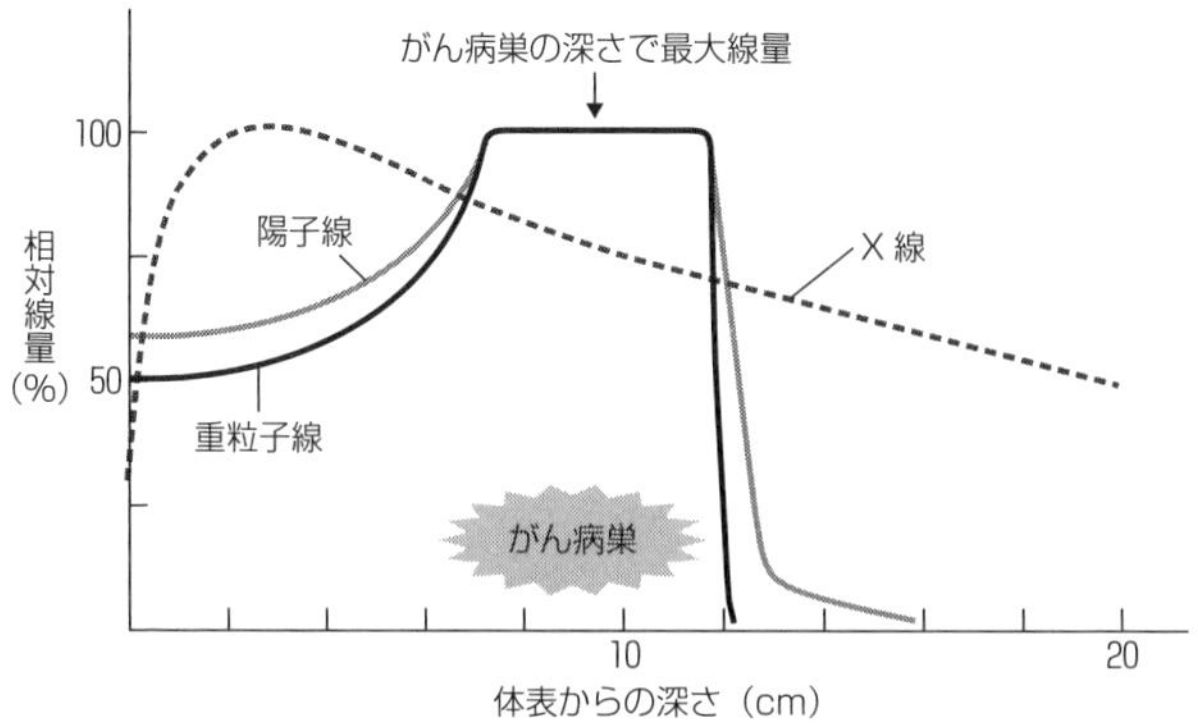

図4-3　粒子線とX線の線量分布の比較
粒子線（重粒子線、陽子線）は体表付近では線量を低くし、がん病巣に到達したところで線量を最大にしてそこで止めるという調整が可能です。

ルギーX線と比較すると、がん病巣のみに線量を集中させて正常組織への影響を抑えることができます（図４-３）。さらに、がん細胞に対する殺傷能力はX線と比較すると重粒子線は２〜３倍、陽子線は1.1倍であるとされています。したがって、粒子線治療は通常の放射線治療では効果が得られにくいとされるがんに対しても効果が期待できます。しかし、どのような状況においても粒子線治療の成績のほうが従来の放射線治療に比べて分があるというわけではありません。たとえば、病変が小腸や十二指腸といった消化管と数ミリ程度しか離れていない場合は、消化管に穴があいてしまうため粒子線治療をすることができないと判断されることもあります。このような場合は従来の放射線治療が選択されることがあります。

ここで、従来の放射線治療であっても、照射の方法を工夫すれば粒子線治療に匹敵する治療効果を出すことができるケースもあるということを忘れてはいけません。さらにいうならば、放射線治療は、照射を計画する医師の腕や、照射の機械によって治療成績が異なります。経済的な理由などで粒子線治療を受けることを迷っている人がいるかもしれませんが、その場合は従来からある放射線治療をうまく活用して、大腸がんを制御していきましょう。

第5章

再発した大腸がんの治療法

1　大腸がんが再発する理由

大腸がんが粘膜下層の深部もしくはそれよりも深いところに浸潤してしまうと、がんを完全に切除したつもりでも再発の恐れが出てきます。切除した時点でＣＴ検査といった画像検査では検出できなかった非常に小さいがんが、肺、肝臓、腹膜、原発巣から離れたリンパ節にすでに転移しているかもしれないからです。この、画像検査でも指摘できなかった小さいがん細胞が、時間の経過とともに徐々に大きくなり、目に見える大きさになると「がんが再発した」という診断が下されることになります。再発を回避するために手術のあとしばらく抗がん剤治療を受けたとしても、すべての人にその治療の効果があるわけではないため、再発してしまう可能性を０にすることはできません。

２　再発の時期

再発のうち約95％は手術を受けて5年以内に起きます。つまり、５年を経過したら再発の危険は０にかなり近づいたと考えてもよいでしょう。それまでは、それなりの確率で再発する可能性があるので、再発の有無を定期的に確認する必要があります。具体的には、ＣＴ検査、腹部超音波検査、腫瘍マーカーの血液検査、大腸カメラの検査を受けます。

どのような食生活を送るかも再発に影響を与えると考えられるので、食生活にも気を配っていきましょう。また、大腸がん以外のがんが新たにできる可能性も常にあります。そのような意味でも、がんにかかりにくい生活習慣を心がけてほしいと思います。

コラム10　大腸がんの手術後の定期検査

学会がまとめた標準的な治療方針とその根拠を示した大腸がんの治療ガイドラインでは、フォローアップ期間は5年となっており、手術後3年以内は短めの期間でフォローアップすることが推奨されています。そこで、大腸がんガイドラインによるフォローアップ計画を紹介します。

・大腸カメラの検査　3年目までは1年ごと
・CT検査　半年ごと
・腫瘍マーカーの血液検査　3カ月に1回
（4年目以降は半年に1回）

一方で米国のガイドラインでは次のとおりとなっています。

・大腸カメラの検査　3年目に1回、その後は5年に1回
・CT検査　1年ごと
・腫瘍マーカーの血液検査　3カ月に1回
（4年目以降はなし）

フォローアップを綿密に行ったほうが予後がよいという報告があるので、日本のガイドラインは理にかなっていると思われます。一つ問題点を挙げるならば、CT検査による被曝量が多くなってしまうということです（コラム2参照）。

3　再発に対する治療方針

大腸がんの手術後は、再発を確認するために定期的に検査を受けます。そこで再発が見つかってしまったとしても、適切な治療により完治にもっていけることはありますので、定期的な検査は必ず受けてください。

大腸がんの再発が起こりやすい場所の一つは肝臓です。大腸からの血液は肝臓に集まるため、肝臓に転移しやすいのです。また、肺も再発が起こりやすい場所です。これら以外で再発しやすい場所は、最初にがんが見つかった場所の近くです。これを局所再発といいます。また、直腸がんと直腸以外の大腸がんでは再発しやすい場所が異なります。直腸がんでは肝臓、肺、局所再発がほぼ同じ頻度ですが、直腸以外の大腸がんでは肝臓への再発が最も多くなります。

大腸がんが再発しても、その部位を切除することができれば完治にもっていける場合があります。そこで、再発した場合は手術によって再発巣を取りきれるかを検討します。取りきれるかどうかは、どのくらいの大きさの再発巣が、どこにいくつあるかによります。取りきれると判断できても、患者さんの体力が手術に耐えきれない場合もあります。患者さんの体力の問題で手術を断念せざる得ないケースにおいては、前述した体幹部定位放射線治療が有効なことがあるため、放射線治療を検討します。

手術もしくは放射線治療で再発巣を治療したとしても、しばらくしたら新たに再発する可能性は高いため、これらの治療後にはしばらくのあいだ抗がん剤治療を行うケースが多くなります。

手術や根治を目指した放射線治療を受けられないくらい進んだ再発では、がんをさらに小さくするために抗がん剤治療を行います。最近では、非常に効果的な抗がん剤や分子標的薬を用いることができるようになり、再発した病巣を手術ができるくらいまで縮小させられるケースが増えてきました。

４　再発部位ごとの具体的な治療方針

肝臓での再発

肝臓のどの部分に、どのくらいの大きさのがんが何個再発しているか、仮に手術で切除した場合、生命を維持するだけの肝臓を残すことができるのかを検討します。安全に手術ができると判断されたら、手術をして再発巣を取り除きます。すべて取り除くことができれば約30％の人は治ります。しかし残りの70％の人は再び再発するので、再発率を下げるため、多くの場合しばらく抗がん剤治療を行います。患者さんの体力の問題で手術を断念せざる得ないケースでは、放射線治療を行うことを検討します。

仮に肝臓に再び再発した場合は、１回目に再発したときと同様に肝臓のどの部位にどのくらいの大きさのがんが何個あるかを調べ、切除できるか否かを検討して、切除できるのであれば手術をすることになります。ちなみに、肝臓には再生する力があるので、手術で一部を切除しても再び元の大きさに戻っています。

手術で取りきれないと判断されるくらいに進んだ状態で見つかった場合は、抗がん剤治療を行うことになります。それにより手術ができるくらいに縮小することがあります。

肺での再発

肝臓の再発のときと同様の治療方針となります。つまり、再発巣をすべて取りきれると判断された場合は手術で切除し、手術が難しい場合は抗がん剤治療を行います。手術ですべて取り除くことができれば約40％の人は治りますが、60％の人は再び再発します。また、患者さんの体力の問題で手術を断念せざる得ないケースにおいては、放射線治療を行うことを検討します。

手術で取りきれないと判断されるくらいに進んだ状態で見つかった場合は、抗がん剤治療を行うことになります。それにより手術ができるくらいに縮小することもあります。

腹膜播種《はしゅ》再発

腹膜播種とは、がん細胞がおなかの中に散らばり、臓器を包み込む腹膜に定着してそこで増殖することです。その結果、腹膜にしこりを作り炎症を起こします。それぞれのしこりは小さいのでＣＴ検査などの画像検査で早期発見することは難しく、腹水が出てくるほど進行してはじめて腹膜播種再発という診断になることも珍しくありません。腹膜に散らばったがんをすべて手術で取り除くことはできないので、抗がん剤での治療となります。

脳転移再発

大腸がんが脳に転移して再発することがありますが、その頻度は非常に低いため、定期的に脳の検査をすることはありません。しかし、頭痛、麻痺、けいれんといった症状が出たときには、ＣＴ検査やＭＲＩ検査で精密検査をして、脳転移があるかを確認することになります。

脳転移再発が見つかった場合、抗がん剤はほとんど効果がありません。なぜならば、脳の組織と血管とのあいだにはバリアがあり、抗がん剤が脳にいきわたらないからです。したがって、放射線治療か手術のどちらかを行うことになります。

骨転移再発

頻度は低いですが、大腸がんが骨に転移することがあります。しかし、骨だけに転移して再発することはまれで、どこかに再発したがんが体中に広がり、骨にも転移していくというケースが大半です。大腸がんが骨に転移すると、骨が破壊されて周りの組織を圧迫します。その結果、痛み、しびれ、麻痺といった症状が出たり、転移した部位が骨折することがあります。麻痺は、転移によって破壊された骨が神経を圧迫することにより起こります。痛みが強い場合や、麻痺の危険があるときは放射線治療を行い、場合によっては手術をします。骨転移以外の部位にもがんがあることがほとんどなので、同時に抗がん剤治療も行います。

局所再発

もともとがんがあった周囲に再発することを局所再発といいます。初回の手術の影響で、手術で取り除くことが難しい場合が多いため、放射線治療が非常に有効になります。近年では、局所再発に対する重粒子線治療もしくは陽子線治療による放射線治療の有用性が証明されています。ただし、すべての方が重粒子線治療や陽子線治療を受けられるわけではありません。重粒子線もしくは陽子線を再発巣に当てるときは、小腸や大腸といった消化管を避けることが前提になります。具体的には、再発巣と消化管が５ミリ以上離れていなければなりません。もしそれより近い場合は、おなかの中にスペーサーというものを挿入して５ミリ以上の距離を取れるか試すことがあります。治療成績は、局所再発を手術で取り除く場合と放射線治療とで同じなので、放射線治療は手術に遜色を取らない治療といえるでしょう。

リンパ節再発

広い範囲のリンパ節に再発した場合は抗がん剤治療が中心となります。一方、再発したリンパ節がもとのがんの周囲だけであれば局所再発になるため、局所再発に準じた治療法が選択されます。

吻合部再発

大腸がんの手術は切った腸どうしをつなぎ合わせますが、そのつなぎ目にがんが再発することがあります。これも局所再発の一つで、吻合部再発とよばれます。吻合部再発の約60％は手術によって取り除くことができます。５年生存率も50％とされており、再発のなかでは治癒する確率が高いといえます。治癒率が高いとはいえ再発率もそれなりにあるので、抗がん剤治療を組み合わせる必要があります。

再発した部位ごとの治療法を解説しましたが、実際は、全身のあらゆるところに再発した状態で見つかることも珍しくありません。ひとくちに再発といってもさまざまなケースがあるということです。すべてのケースを解説することはできませんが、抗がん剤、放射線、手術を臨機応変にうまく組み合わせる治療が必要になることは共通しているといえるでしょう。

コラム11 腹水が多量にたまったときの治療法

がん性腹膜炎になると、炎症で体液がおなかの中（腹腔内）に漏れ出して腹水がたまることがあり、おなかがパンパンに張ることもあります。腹水が多量にたまったときは、利尿剤という尿を多く出す薬によって腹水を減らします。しかし、思ったような効果が出ないことも多く、おなかに細いチューブを入れて腹水を外に出す方法を取ることもあります。この方法を用いると、確実におなかの腹水を減らすことができますが、腹水中に豊富に含まれるアルブミンやグロブリンというたんぱく質まで失ってしまうという欠点があります。腹水中のたんぱく質を失うことは、血液中のたんぱく質の濃度の低下につながり、体の栄養状態を悪化させてしまうことになります。この問題点を解決するのが、腹水濾過濃縮再静注法（ＣＡＲＴ）という治療法です。

腹水濾過濃縮再静注法では、回収した腹水から、がん細胞など体に不必要な成分や過剰な水分を取り除いたのち、点滴で体に戻します。こうすることで体に必要な成分を失うことなく腹水を減らすことができます。腹水がたまったときには試みるべき価値の高い治療で、保険診療で受けることができます。

第6章

抗がん剤治療との上手な付き合い方

1 抗がん剤治療の目的

手術後の再発率を低くするための抗がん剤治療

手術ですべてのがんを取り除いたあと、再発率を低くするため一般的に3カ月から半年間の抗がん剤治療を実施しています。これはステージⅢの大腸がんで行います。

ステージⅣや再発の大腸がんに対する抗がん剤治療

ステージⅣや再発の大腸がんでも、手術で取り除ける範囲にがんがとどまっている場合には手術だけで完治することがあります。しかし、手術だけでは再発することが多いので、多くの場合抗がん剤治療を併用します。

また、手術では取りきれないくらい広い範囲に大腸がんが散らばっている場合には、抗がん剤治療が非常に重要な役目を果たします。抗がん剤治療によってがんが著しく縮小した場合は、がんを手術で切除するか、根治を目指した放射線治療により完治にまでもっていけることもあります。しかし、必ずしも根治を目指した治療をできるほど、がんを縮小させられるわけではありません。このようなケースでは、がんが大きくなることを防ぐことが抗がん剤治療の役割になります。がんが大きくならなければ、がんで命を落とすこともありませんし、がんによる症状で悩まされることもなくなります。つまり、生活の質を保つことが治療の目的になるのです。

抗がん剤治療をする人の中には、副作用が辛くても耐えて治療を続けようと思ってしまう人が多くいます。しかし、この考え方は間違っています。副作用を我慢して治療を続けると、体力が低下してしまうことで抗がん剤治療を継続していくことが難しくなり、結果として治療成績が悪くなります。したがって、副作用に悩まされないように治療を受けていくことが非常に大切になります。このコツについては後述します。ここでは、抗がん剤治療をしっかりと頑張って受けることに比例して、がんの治療成績が必ずしもよくなるわけではないということを覚えておいてほしいのです。なぜならば体に負担をかけすぎながら治療を受けている人があまりにも多いからです。少しサボりながら治療を受けるくらいがちょうどよいといえるでしょう。

2　ステージⅣや再発の大腸がんに使われる抗がん剤の効果

近年、大腸がんの抗がん剤治療は大幅に進歩しました。以前はそれほど効果を期待できるものではなかったのですが、最近は効き目が強く切れ味の鋭い抗がん剤が使えるようになったのです。その結果、ステージⅣや再発の大腸がんで、当初は根治を目指すことができない状態であったとしても、抗がん剤治療を受けることにより、がんを手術で切除できるくらいにまで縮小させて、最終的には完治にもっていけるケースも珍しくなくなってきました。またステージⅣの大腸がんの生存期間中央値を見ても、この50年で約6倍長くなりました（図6-1）。

抗がん剤の効果はずっと続くわけではない

抗がん剤には大きな弱点があります。仮によく効いたとしても、使い続けるうちに次第

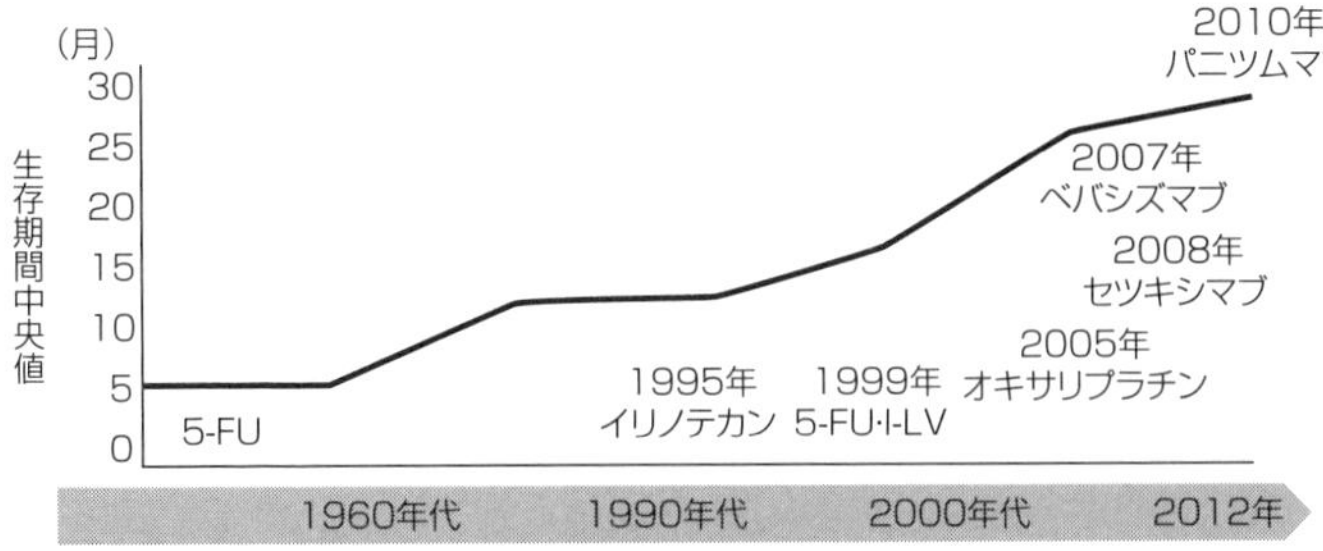

図6-1　生存期間中央値の推移

新しい抗がん剤が開発されるに従い、生存期間中央値（半分の患者さんが亡くなってしまうまでの期間）が長くなってきました。以前はステージⅣの大腸がんと診断されると数カ月しか生きることができませんでしたが、近年は年単位で生きることができるようになっています。

にがん細胞に耐性ができて効果がなくなるのです。効果がなくなったときには、別の種類の抗がん剤を用いて治療をしていくことになります。別の抗がん剤に変えてはじめは効果があっても、しばらくすると再び次第に効果がなくなります。そのようになったら３番目、４番目……と、異なる種類の抗がん剤で治療をしていくことになります。使用できる抗がん剤の種類が多いほど、より長期間にわたってがんを抑えて長く生きることができます（図６-２）。

１番目、２番目と異なる抗がん剤治療をしているあいだに手術ができるくらいがんが小さくなった場合は、手術や放射線治療を追加して完治を目指します（図６-３）。抗がん剤治療を受ける以上、完治の状態に近づけたいと望むのは当然です。しかし、願ったような結果にならないこともあるでしょう。

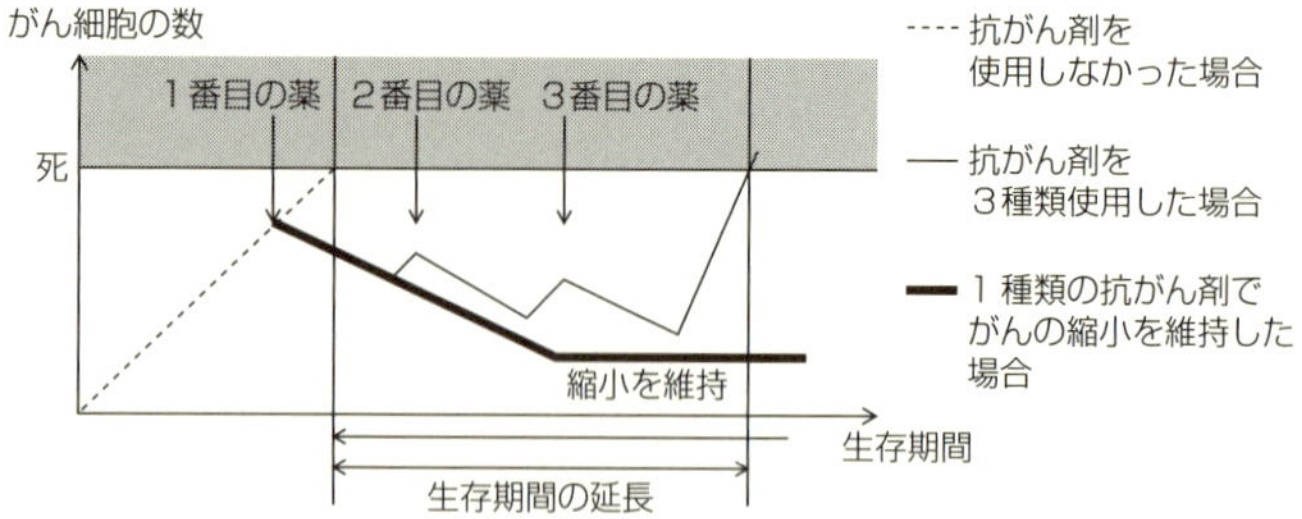

図6-2　抗がん剤による生存期間の延長①

抗がん剤が非常によく効き、長期間にわたってがんの成長を抑えられることもあります。

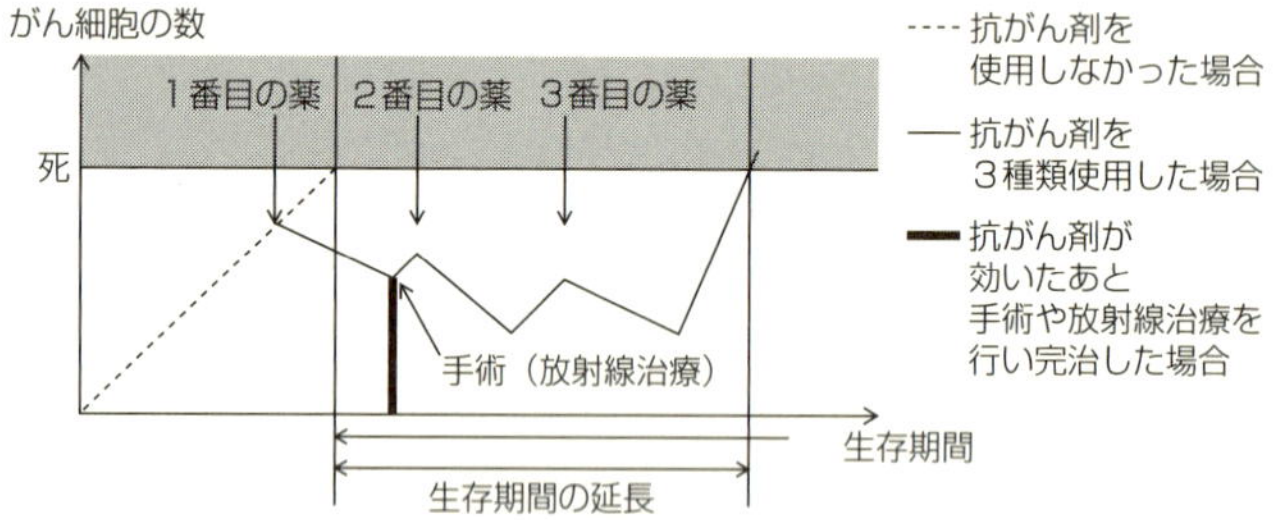

図6-3　抗がん剤による生存期間の延長②

抗がん剤が非常によく効くと、手術や放射線治療を追加して完治を目指すこともできます。

そのときは、がん細胞の増殖を長期間にわたって制御することを目的とします。たとえがん細胞を体の中からすべて消し去ることができなくても、命を奪うほどがんが大きくならなければ死ぬことはありません。つまり、がんとの闘いに勝つのではなく、引き分けにもっていくという考え方です。細く長くがんと闘っていくとも表現できます。長期間がん細胞の増

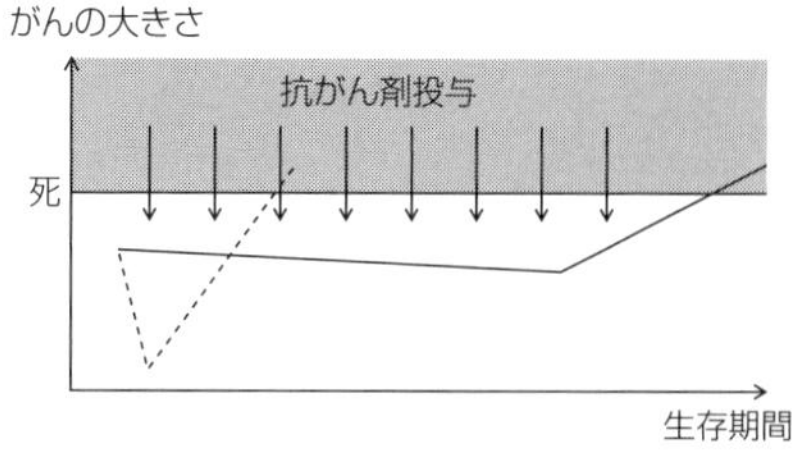

図6-4　がんの大きさと生存期間

抗がん剤投与によってがんが小さくなっても、その後急速に大きくなることがあります（破線）。一方、がんは小さくならなくても、成長を抑えることで長く生きることもできます（実線）。

殖を防いでいくことも非常に重要となるのです。

　このことをがんの大きさと生存期間の関係を表した図６-４で説明します。抗がん剤治療によってがんが小さくなったとしても、抗がん剤に対して耐性ができ、急に大きくなることがあります。一方で、がんはそれほど小さくならなくても、がん細胞の増殖を抑え続けることができればより長く生きられます。がんがあってもその成長を抑えつつ、天寿を全うするまで生活していくということも、ステージⅣや再発に対する抗がん剤治療の目的の一つになるのです。

3　がんに命を奪われないようにするための体作り

ステージⅣや再発の大腸がんの治療で大切なことは、がんやがんの治療に負けない体を作っていくことです。そのために最も大切なことは、抗がん剤の副作用による体力の消耗を避けることとです。体力の消耗を避けるだけでなく、体の力をつけることを意識していくとよいでしょう。体力があれば、抗がん剤の副作用が出にくくなります。寝たきりの人と元気に動き回れる人とを比較して、どちらが副作用が出やすいかを想像していただければ容易に理解できると思います。副作用が出にくいということは、抗がん剤による体力消耗を避けられるということも意味します。最悪のパターンは、抗がん剤の副作用で体力を消耗し、より副作用が出やすい体になったまま、再び抗がん剤治療を受けることとです。その結果、さらにひどい副作用に悩まされ、さらに体力を消耗してしまうという負のスパイラルに陥ってしまいます。このような負のスパイラルは必ず断ち切らないといけません。そのために大切なことは、次の二つです。

大切なこと①

運悪く副作用に悩まされてしまっても、次から副作用に悩まされないように対策をしてもらいましょう。

副作用への対策は非常に大切です。さまざまな工夫により、多くの副作用は取り除けるものです。日常生活において、散歩や軽い運動ができる程度の副作用に抑えてもらいましょう。散歩はできないけど横になっていればなんとかなるから大丈夫、と考える人がいますが、それでは十分ではありません。1日中横になっているだけでも足腰は弱り、体力は低下します。いろいろ工夫しても、なかなか副作用を取り除けないケースがあることは事実ですが、副作用を減らすための工夫をする余地があるのに、それがなされていないケースが多いことも事実なのです。

大切なこと②

抗がん剤の副作用によって体調を崩したときは、体調が戻るまで次の抗がん剤の投与を延期してもらいましょう。体力の消耗が非常に強いときは1～2カ月くらい抗がん剤治療を休んだほうがよいこともあります。

抗がん剤治療の副作用の結果、体調を崩すことがあります。次の抗がん剤治療を受ける日になっても体調が戻っていないときは、治療を延期してもらうことが大切です。たとえ主治医から「今回は副作用を抑える新しい薬を追加します」といわれたとしても、抗がん剤治療を延期してもらったほうが賢明です。新たな対策によって、副作用が抑えられると保証されているわけではありません。何より、抗がん剤の副作用で弱ってしまっているところに、追い打ちをかけるようにさらに体力を消耗するような副作用に悩まされることは絶対に避けないといけないからです。したがって、体調が十分に戻っていないときは1〜2カ月くらい抗がん剤による治療を延期してもらいましょう。これは非常に大切なことです。抗がん剤治療を延期して大丈夫なのかと心配に思われる人がいるかもしれませんが、大丈夫です。抗がん剤をスケジュールどおりに受けるよりも、体調をよい状態にすることのほうがずっと重要なことです。抗がん剤は、使うタイミングを間違えると体に毒になることもあるということを知っておいてほしいのです。

ある程度がんを制御できていれば、2カ月くらい抗がん剤をお休みして体を休めることもあります。このあいだに再びがんが大きくなってしまう可能性は高いですが、抗がん剤治療を再開すればがんは小さくなります。2カ月くらいの治療のお休みであれば容易に挽回できることも多くあります。ステージⅣや再発の大腸がんの治療は長期戦になり、年単位の闘いになることも珍しくありません。どのようにして長期間がんと闘い続けられるかを考えたら、体力をつけ体調を整えることを優先したほうがよいことを分かっていただけるはずです。体を休めながら細く長くがんと闘っていきましょう。ちなみに医学的な研究においても、副作用を我慢してスケジュールどおりに抗がん剤治療を受け続けたグループと、副作用に応じてスケジュールを延期したり抗がん剤を減量したりしながら治療を受けたグループとを比較すると、後者のほうが治療成績がよいというデータが出ています。

日常生活で体を動かして、失った体力を取り戻すことを心がける

副作用によって横になるという生活を、たった1日送っただけでも筋力は低下します。このことは体力の低下を意味します。副作用のために食事が数日取れないときの体力の低下は甚だしいものです。体力の低下は、今後の治療で副作用が出やすくなることにつながり、場合によっては寝たきりの前兆になることもあります。このようなことは避けたいものですが、運悪く副作用で体力が低下してしまうことはあります。そのような場合でも

失った体力を取り戻すことはできます。毎日30分の散歩と、図6-5のような筋力に負荷をかける運動を行いましょう。

元気な方も、今以上に体力をつけるためにしっかりと運動をしましょう。

体に滋養をつける食事を意識する

英気を養う食事を心がけることが大切です。次のような食材を意識して取るようにしましょう。

- 山芋、長芋、自然薯
- レンコン
- 里芋
- にんにく
- 発酵食品（味噌、納豆など）
- 緑黄色野菜
- 黒い食品（黒豆など）

a

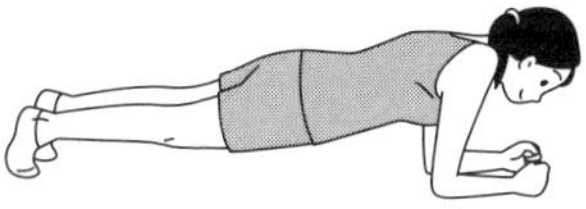

うつ伏せで両肘を肩の真下につき、上体を起こしてつま先を立てます。頭から足まで身体が一直線になるように注意して、30秒そのままの姿勢を保ちます。できない場合は、膝を床につけましょう。

b

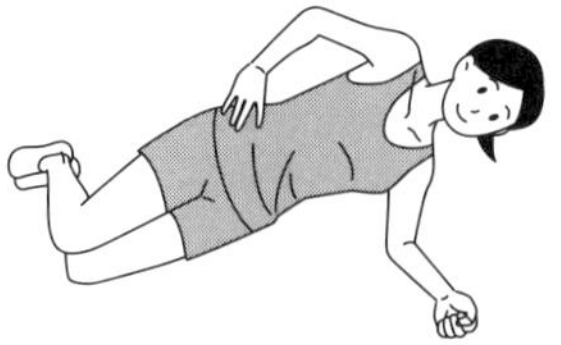

横向きに寝て、膝から足首を床につけます。下になっているほうの肘を肩の真下につき、横向きのまま上体を起こします。肩から膝までが一直線になるように注意して、30 秒そのままの姿勢を保ちます。向きを変えて同じく 30 秒行いましょう。

c

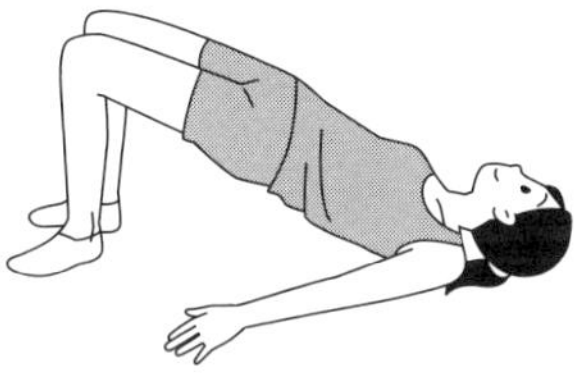

仰向けに寝て、膝を曲げて立てます。腰を浮かせ肩から膝までが一直線になるように注意し、30 秒そのままの姿勢を保ちましょう。

d

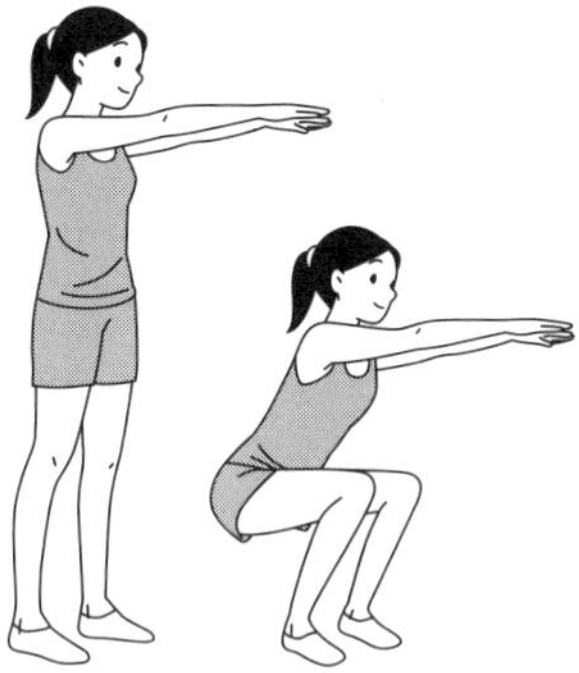

腕を前にのばし、足は肩幅より少し広いくらいに開きます。上体の姿勢を維持したまま、太ももが床と平行になるくらいまでゆっくりしゃがみます。ポイントは、腰を落としたとき膝がつま先の上にくるようにすることと、お尻を後ろに突き出して椅子に座るつもりで腰を落とすことです。最後にゆっくり立ち上がり元の体勢に戻ります。これを10 回繰り返しましょう。

図6-5　自宅でできる簡単なエクササイズ

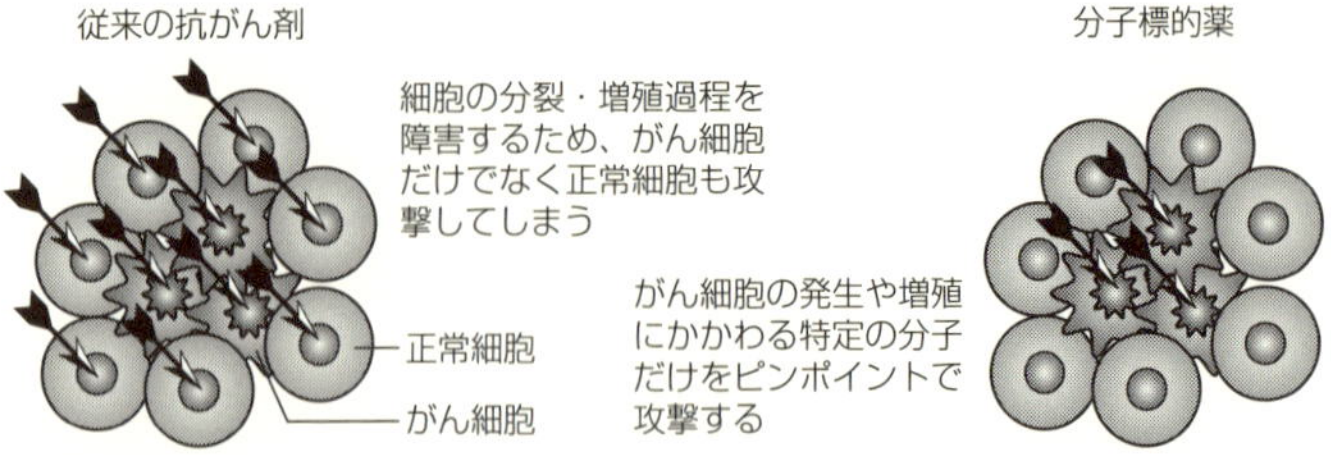
従来の抗がん剤
細胞の分裂・増殖過程を障害するため、がん細胞だけでなく正常細胞も攻撃してしまう
正常細胞
がん細胞
分子標的薬
がん細胞の発生や増殖にかかわる特定の分子だけをピンポイントで攻撃する

図6-6　抗がん剤のしくみ

4　大腸がんに用いられる抗がん剤

大腸がんに用いられる抗がん剤にはたくさんの種類があります。最近はがん細胞の増殖に関係する物質をピンポイントで抑えることができる「分子標的薬」も広く使われるようになりました（図6-6）。分子標的薬は、がん細胞の持つ特徴的な物質だけを抑えようとするため、正常な細胞が傷つけられることは少ないとされていますが、実際は正常な細胞も傷つきさまざまな副作用が出る可能性は十分にあります。また、従来の抗がん剤は分子標的薬以上に正常な細胞も攻撃してしまう傾向があります。その結果として体に副作用が出るのですが、適切な対策によりかなり取り除くことができます。

抗がん剤や分子標的薬には飲み薬と点滴があります。飲み薬は自宅で手軽に飲むことができますが、点滴は2時間から長いものでは48時間かかることもあります。最近は注射の抗がん剤であっても入院しないで通院で治療を受けることができるようになりましたが、患者さんの希望や強い副作用が出る懸念があるときは、入院して行うこともあります。

大腸がんで用いられる抗がん剤は、表6-1のとおりです。抗がん剤によって出やすい副作用はある程度分かっているので、副作用を最小限にするために事前にさまざまな工夫をします。

これらの薬剤は単独ではなく組み合わせて用いるケースが大半です。組み合わせることにより、よりよい治療効果が期待できます。どのような組み合わせで、どのような量を、どのようなスケジュールで投与していくかの目安は決められており、これをレジメンとよびます。よく用いられるレジメンは表6-2のとおりです。

さまざまなレジメンが存在し、効果がほとんど同じレジメンもたくさんあります。たとえば、テガフール・ギメラシル・オテラシルカリウム（商品名TS-1）とイリノテカン（商品名カンプト、トポテシン）を組み合わせるレジメンと、カペシタビン（商品名ゼローダ）とイリノテカンを組み合わせるレジメンは、どちらも「5-FU系の抗がん剤+

抗がん剤の種類	主な副作用
5-FU系の薬剤 ●フルオロウラシル（5-FU注射液） ●テガフール・ウラシル（UFT） ●テガフール・ギメラシル・オテラシルカリウム（TS-1） ●カペシタビン（ゼローダ）	口内炎、吐き気、嘔吐、下痢、色素沈着、肝機能障害
●イリノテカン（カンプト、トポテシン）	吐き気、嘔吐、下痢、脱毛、骨髄抑制
●オキサリプラチン（エルプラット）	末梢神経障害（手のしびれ、のどの違和感）、骨髄抑制
●ベバシズマブ（アバスチン） ●ラムシルマブ（サイラムザ） ●アフリベルセプトベータ（ザルトラップ）	高血圧、たんぱく尿、血栓症、出血、消化管穿孔
●セツキシマブ（アービタックス） ●パニツムマブ（ベクティビックス）	ニキビ様の湿疹、爪の周囲の炎症
●TAS-102（ロンサーフ）	骨髄抑制、吐き気、食欲不振、倦怠感、下痢
●レゴラフェニブ（スチバーガ）	手足症候群（手足の痛みや腫れ）、発疹、高血圧、下痢

表6-1　大腸がんに用いられる抗がん剤と主な副作用
（　）内は代表的な商品名を表します。

イリノテカン」ということになります。したがって、TS-1とイリノテカンのレジメンで効果が出なかった場合、カペシタビンとイリノテカンのレジメンに切り替えることは通常はありません。このようなことを考慮すると、非常にたくさんのレジメンが存在するとはいえ、一人の患者さんに有効と思われて用いることができるレジメンは4~5種類ということになります。

複数の薬がある中で、RASという遺伝子に異常がないときにしか用いることができない薬剤があります。それは、セツキシマブ（商品名アービタックス）、パニツムマブ（商品名ベクティビックス）、

レジメンの名前と使用する抗がん剤	投与の方法
FOLFOX＋BV 療法 フルオロウラシル（5-FU 注射液）＋レボホリナートカルシウム（アイソボリン）*＋オキサリプラチン（エルプラット）＋ベバシズマブ（アバスチン）	14 日ごとに約 48 時間かけて行う点滴。この 14 日間を1コースとする。
FOLFIRI＋Pan 療法 フルオロウラシル＋レボホリナートカルシウム*＋イリノテカン（カンプト、トポテシン）＋パニツムマブ（ベクティビックス）	
CapeOX 療法 オキサリプラチン＋カペシタビン（ゼローダ）	3週に1回のオキサリプラチンの点滴と1日2回のカペシタビンの内服を2週続けて1週休む。
カペシタビン	1日2回の内服を2週続けて1週休む。この 21 日間を1コースとする。
TAS-102（ロンサーフ）	内服を5日間続けて、その後2日間休みを2回くりかえす。その後2週休む。この 28 日間を1コースとする。
レゴラフェニブ（スチバーガ）	1日1回の内服を3週続けて1週休む。この 28 日間を1コースとする。

表6-2　大腸がんの抗がん剤治療の主なレジメン

＊：レボホリナートカルシウムはフルオロウラシルの効果を増強するために用います。

ティビックス）という薬で、どちらもがん細胞にはたらきかけるメカニズムはほぼ同じです。ＲＡＳ遺伝子に異常があると、この薬の効果が非常に乏しいことが判明しているため、この遺伝子に異常がある患者さんには用いることができません。つまり、ＲＡＳ遺伝子に異常がある方はそうでない方に比べて、大腸がんに対する治療の武器が一つ減ることになります。

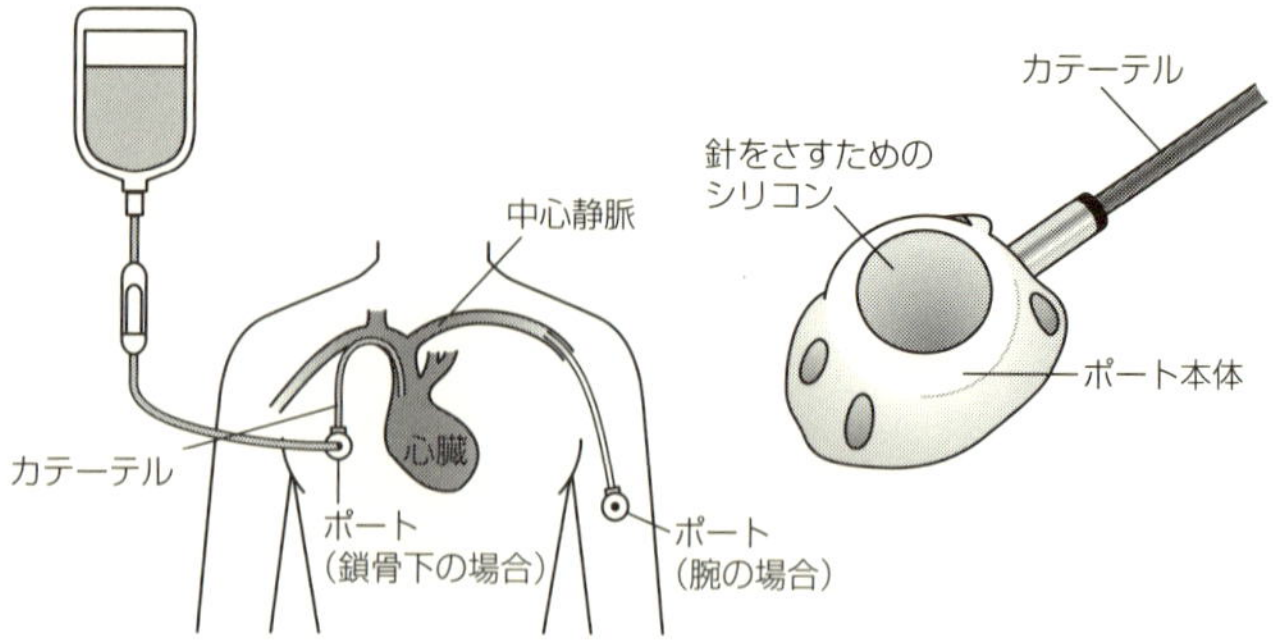

図6-7　皮膚の下に埋め込むポート

ＦＯＬＦＯＸ《フォルフォックス》療法やＦＯＬＦＩＲＩ《フォルフィリ》療法は48時間という長時間の点滴になります。細い血管に48時間も抗がん剤を投与し続けるのは、血管に非常に負担になります。またオキサリプラチン（商品名エルプラット）という抗がん剤を細い血管に投与すると、血管痛に悩まされることがあります。このような問題を回避するため、多くの場合、中心静脈という太い血管に細い管（カテーテル）を埋め込みます（図6-7）。カテーテルは皮膚の下のポートという部位に接続されているので、点滴をするときはポートに針をさすだけで容易に抗がん剤を投与することができます。カテーテルの埋め込みは局所麻酔で30分～1時間で容易にでき、埋め込んだあともお風呂や運動などに全く支障はありません。

コラム12　大腸がんに用いられる二つの分子標的薬

抗ＥＧＦＲ抗体薬

上皮成長因子という物質ががん細胞にくっつくと、がん細胞が「がん細胞を増やせ」という信号を出します。その信号をブロックできればがん細胞の増殖を食い止めることができます。抗ＥＧＦＲ抗体薬は、上皮成長因子ががん細胞にくっつくことをブロックして、がん細胞の増殖を抑えます。しかし、がん細胞のＲＡＳという遺伝子に変異（異常）がある場合は、上皮成長因子を遮断してもＲＡＳ遺伝子からがん細胞を増殖させるための指示が出てしまいます。つまり、がん細胞のＲＡＳ遺伝子に変異がある場合は、抗ＥＧＦＲ抗体薬ではがんを抑えることができないのです。

したがって、セツキシマブやパニツムマブといった抗ＥＧＦＲ抗体薬を用いるためには、がん細胞のＲＡＳ遺伝子に変異がないかどうかを調べることが必須となります。ＲＡＳ遺伝子に変異がなければ、抗ＥＧＦＲ薬を用いることが治療の選択肢の一つになります。抗ＥＧＦＲ薬はがんを抑える効果がとても強い薬です。

非常に高頻度で生じる副作用として、ニキビ様の湿疹、爪の周囲の炎症があります。これらを最小限にするためにスキンケアが推奨されています。また、発症頻度は低いですが、いったんなってしまったら命の危険がある副作用として間質性肺炎が挙げられます。咳や息切れは間質性肺炎の兆候の可能性があるので、必ず主治医に伝えてください。

血管新生阻害薬

がん細胞が新しい血管を作ることを血管新生といいます。血管新生によりがん細胞は血液から栄養や酸素を取り込むようになります。血管新生は、がんの表面にある血管内皮増殖因子受容体というところに血管内皮増殖因子が結合することで起こります。ベバシズマブ（商品名アバスチン）、ラムシルマブ（商品名サイラムザ）、アフリベルセプトベータ（商品名ザルトラップ）といった血管新生阻害薬は、血管内皮増殖因子受容体と血管内皮増殖因子の結合を邪魔することで血管新生を抑え、がんに栄養や酸素がいかないようにして、がん細胞の増殖を抑えます。

よく生じる副作用として、高血圧、たんぱく尿、粘膜からの出血、傷の治りの遅れ、腫瘍からの出血が挙げられます。また、発症頻度は低いですが、いったんなってしまったら命の危険がある副作用として、胃や腸に穴があいたり（消化管穿孔《せんこう》）、動脈や静脈に血液の塊（血栓）ができるということが挙げられます。

コラム13　遺伝子から最適な抗がん剤を見つける検査

遺伝子解析技術の進歩により、がん細胞が増殖する原因となる遺伝子変異を相次いで発見できました。そこでがん細胞の増殖に関連する遺伝子を制御する分子標的薬があれば、がん細胞の増殖を抑えられることになります。大腸がんでは、セツキシマブ、パニツムマブに代表される抗ＥＧＦＲ薬が、がん細胞の増殖に関連する遺伝子を制御する薬になります。

今までは1回で1個の遺伝子変異を調べていましたが、近年になり遺伝子の塩基配列を高速で読み取る次世代シークエンサーというものが開発され、治療対象になる多数の遺伝子変異を短時間で見つけることが可能になりました。このような、がんに関連する遺伝子を一度に複数調べる「がん遺伝子パネル検査」により、それぞれの患者さんのがん組織の遺伝子変異に合った薬剤を選択することができるようになります。

たとえば、大腸がんの患者さんが遺伝子検査を受けた結果、BRAFという遺伝子に変異があることが判明したとします。その場合、BRAFという遺伝子を制御する分子標的薬を用いれば大腸がんを制御できることになります。がん遺伝子パネル検査を行うことであなたのがんを抑える新たな薬剤が判明するかもしれないのです。がん遺伝子パネル検査を受けて、遺伝子変異に合致した薬剤を投与できる患者さんは約10％という報告があります。つまり、すべての方にとって利益に結びつく検査ではありませんが、有効な選択肢が見つかるかもしれない検査なのです。

米国においてがん遺伝子パネル検査は米食品医薬品局（FDA）から承認を受けています。日本では、大学病院や国立がん研究センターで先進医療としてはじめられ、2019年から保険適用で受けられる検査になりました。

5　高頻度マイクロサテライト不安定性の大腸がんに対する免疫チェックポイント阻害薬

米国では高頻度マイクロサテライト不安定性の大腸がんに対してニボルマブ（商品名オプジーボ）という薬の使用が承認されています。さらに、すべての大腸がんに対して、ニボルマブとイピリムマブ（商品名ヤーボイ）の併用での治療が承認されています。これらは２０１９年４月現在日本では承認されていませんが、ゆくゆくは日本でも用いることができるようになるのでしょう。国内では、高頻度マイクロサテライト不安定性であれば、ペムブロリズマブ（商品名キイトルーダ）という薬を用いることができるようになりました。

ここで紹介したニボルマブ、イピリムマブ、ペムブロリズマブは、免疫チェックポイント阻害薬という薬に分類されるものであり、高頻度マイクロサテライト不安定性があれば、これらの薬剤は効果が出やすい傾向にあるとされています。

高頻度マイクロサテライト不安定性

遺伝子は細胞の設計図です。遺伝子はさまざまなストレスにより傷つきますが、通常傷は修復され、正常な細胞ががん化することはありません。この、遺伝子を修復する仕組みの一つがＤＮＡミスマッチ修復機構（ＭＭＲ）であり、この機構がなくなってしまうことをミスマッチ修復機構欠損といいます。ミスマッチ修復機構欠損になってしまうと、正常な細胞ががん化する可能性が高くなります。

ミスマッチ修復遺伝子の機能異常によるＤＮＡの複製エラーを反映する指標がマイクロサテライト不安定性です。高頻度マイクロサテライト不安定性と診断されると、ＤＮＡの複製エラーが起こりやすいということになります。

高頻度マイクロサテライト不安定性の大腸がんの患者の割合は、大腸がん全体の約６～12.6％といわれています。マイクロサテライト不安定性であるかは検査で確認することができ、日本の場合、保険診療で実施することができます。

免疫チェックポイント阻害薬

自分の免疫細胞が、がん細胞を異物として認識できなくなることがあります。これは、がん細胞が作り出すＰＤ-Ｌ１というたんぱく質の影響です。がん細胞の表面にＰＤ-Ｌ１があると、免疫細胞の表面にあるＰＤ-１受容体にＰＤ-Ｌ１がくっつき、免疫の働きにブレーキがかかるのです。しかし、くっつくことを阻止できれば免疫細胞の働きは活性化して、再びがんを制御できるようになります。ちなみにこの発見をしたのは、２０１８年にノーベル生理学・医学賞を受賞した本庶佑氏です。

抗がん剤に比べると、免疫チェックポイント阻害薬の副作用は少ないといわれています。吐き気に悩まされることはありませんし、脱毛もありません。体力を消耗するような副作用はほとんどないといっても過言ではないでしょう。一方で、頻度が低いながら命に関わる副作用があります。免疫チェックポイント阻害薬により免疫細胞が暴走して、自分の正常な細胞を攻撃してしまうというものです。この副作用に適切に対処するためには早期発見が必須です。次のような症状があるときは、主治医にすぐに連絡しましょう。

・息切れ、息苦しい、空咳→間質性肺炎の可能性

・筋肉に力が入らない、筋肉痛、動悸→重症筋無力症、心筋炎、筋炎の可能性
・吐き気・嘔吐、尿量の増加→1型糖尿病の可能性
・吐き気・嘔吐、体がだるい→副腎障害の可能性

また、免疫チェックポイント阻害薬の副作用は、治療を終えた半年以上あとに症状が出ることもあります。免疫チェックポイント阻害薬の副作用は忘れた頃にやってくる可能性があることを、頭の片隅に置いておいてください。

もう一つの問題点としては、これらの薬剤をもってしても完全にがんを制御できるわけではないということです。がん細胞が増殖するメカニズムはたくさんあるため、免疫チェックポイント阻害薬だけでは増殖を抑え込むことができないのです。そうはいっても、一部の大腸がんの患者さんには強い効果を示すので、非常に期待できる選択肢になることは間違いありません。

6　抗がん剤治療の流れ

患者さんやがんの状態を考慮して、ベストと思われるレジメンを決定します。どのレジメンも外来で行うことはできますが、患者さんの希望に合わせて入院で行うこともあります。

レジメンが決定したら抗がん剤の投与を行い、副作用を定期的にチェックしていきます。レジメンによってその頻度は異なりますが、1～3週に1回は通院して、問診、採血を行います。副作用が強い場合は、薬剤を調整して副作用を取り除く工夫をします。副作用を抑えながら治療を続け、2カ月くらいしたらがんの大きさや広がりをCT検査やMRI検査で確認します。がんが小さくなっているか、がんの大きさがほぼ変わらなければ、抗がん剤によってがんの成長は抑えられているという判断になり、同じレジメンの治療を続けていきます。もしがんが大きくなっていたら抗がん剤が効いていないということになるため、ほかのレジメンに変更します。

さまざまな効き目の強さの抗がん剤がある

抗がん剤には効き目が強いものとそれほど強くないものがあります。

５‐ＦＵ系の抗がん剤、イリノテカン、オキサリプラチン、セツキシマブもしくはパニツムマブを組み合わせたものは、効果に個人差はありますが効き目が強いレジメンです。もし、５‐ＦＵ系の抗がん剤、イリノテカン、オキサリプラチン、セツキシマブを組み合わせたレジメンの効果がなくなったら、多くはレゴラフェニブ（商品名スチバーガ）もしくはＴＡＳ‐１０２（商品名ロンサーフ）という抗がん剤が選択されます。しかし、この２剤は残念ながらそれほど切れ味がよい（効果が強い）薬とはいえません。この２剤による治療を受けても、がんが制御されなかったうえに副作用に苦しみ、体力を消耗してしまうだけという結果に終わることがあります。レゴラフェニブもしくはＴＡＳ‐１０２という薬剤しか治療の選択肢が残っていないならば、治療に手詰まり感が出ているともいえます。

そのような場合は、受けられる可能性のある治験はないか、放射線治療でがんを制御できる部分はないか、という視点で治療方針を見直すことが大切です。主治医から提案される治療法がなくなってから考えるのではなく、手詰まり感を少し感じはじめた段階から考えることが重要です。レゴラフェニブもしくはＴＡＳ‐１０２を用いる段階になったら、今後の治療の見通しについて主治医に意見を聞いてみましょう。仮に主治医から前向きな気持ちになれるような提案をされなかったとしても、セカンドオピニオンとして主治医以外の医師の意見を聞いてみると、レゴラフェニブもしくはＴＡＳ‐１０２以外にも試みるべき価値のある治療法が提案されることがあります。しかしセカンドオピニオンを受けたとしても、新たな治療法が提案されないこともあります。たとえそうなったとしても、病気に対する理解が深まり、より自信をもって今の治療を受けることができるようになるでしょう。

7　副作用に悩まされないために知っておくべきこと

抗がん剤は、がん細胞だけでなく正常な細胞にも影響を与えます（表6‐3、6‐4）。とくに影響を受けやすい部位は髪の毛、口や消化管の粘膜、血液を作る骨髄です。その結

自分で分かる副作用	食欲不振、吐き気・嘔吐、口内炎、下痢、腹痛、発熱、疲労感、倦怠感、めまい、呼吸困難、発疹、手足の皮膚発赤・色素沈着・痛み、脱毛、しびれ、むくみ、筋肉痛・関節痛、味覚障害、頭痛、皮膚障害など
検査で分かる副作用	骨髄抑制（白血球・赤血球・血小板の減少）、肝機能障害、腎機能障害など

表6-3　抗がん剤による副作用の症状（自覚症状と検査で分かるもの）

感染から生じる症状	発熱
呼吸器から生じる症状	咳が出るようになる、息苦しい、息切れ
循環器から生じる症状	胸が痛む、動悸、胸がしめつけられる感じがする
腎臓から生じる症状	尿量が減る、手足や顔のむくみが強くなる
消化器から生じる症状	血便
ショック症状	のどがつまる、目の前が暗くなる、心臓がドキドキする、全身が赤くなる

表6-4　注意を要する症状

果、脱毛、口内炎、下痢、白血球・赤血球・血小板の減少などが生じます。全身のだるさ、吐き気、手足の腫れやしびれ、肝機能障害、腎機能障害が出ることもあります。

副作用がどの程度出るかは個人差があります。副作用が著しい場合には、投与する抗がん剤の量を減らしたり、抗がん剤治療をしばらくお休みしたりします。高齢の人では、副作用に悩まされたことがきっかけで寝たきりになることもあります。このようなことは寿命が短くなることにもつながりますので、辛いと思っている副作用を主治医にしっかり伝えて副作用対策をしてもらいましょう（コラム14参照）。あなたが伝えないと、主治医には副作用で苦しんでいることが分かりません。

最近は副作用をかなり取り除けるようになっています。たとえば、以前は吐き気で悩まれる方が非常に多かったのですが、最近は以前とは比べものにならないくらい減りました。これは非常によく効く吐き気止めが使えるようになったからです。それにもかかわらず、未だに吐き気に悩まされながら治療を受けている方がいるのも事実です。その原因として次のことが挙げられます。

・副作用で苦しんでいることを主治医が把握できていない

・副作用対策を主治医が熟知していない

このような理由により本来であれば悩まなくてもよい副作用に悩まされることは多くあります。普段から医師とのコミュニケーションをしっかり取り、副作用が辛いことをしっかり伝えてください。それでも副作用がなかなか取り除けない場合は、セカンドオピニオンでほかの医師の意見を聞くことも大切です。私の病院にもそのような悩みで受診される人はいます。

副作用の原因でもう一つ忘れてはいけないのは、過剰な量の抗がん剤が投与されている可能性があることです。抗がん剤は体重と身長から投与量を計算するので、体重が減った

頻度が高い	吐き気、下痢、食欲不振、口内炎、味覚障害、色素沈着、発疹、流涙
頻度を問わない	骨髄抑制、溶血性貧血、播種性血管内凝固症候群（DIC）、劇症肝炎などの重篤な肝障害、脱水症状、重篤な腸炎、間質性肺炎、心筋梗塞、狭心症、不整脈、心不全、消化管潰瘍、消化管出血、消化管穿孔、急性腎障害、ネフローゼ症候群、中毒性表皮壊死融解症、白質脳症などを含む精神神経障害、横紋筋融解症、嗅覚脱失、涙道閉塞などほか多数

表6-5　テガフール・ギメラシル・オテラシルカリウム（TS-1）の副作用

らその分減量しないといけません。しかし、何らかの理由で体重が減ったにもかかわらず、もとの体重で計算した量のまま投与されていることがあるのです。それは過剰な量の抗がん剤を投与していることになり、強い副作用が出ることになります。1kg程度の体重の増減は気にしなくてもよいですが、それ以上の変化は主治医に伝えるべきです。

また、用いるレジメンによってどのような副作用が出やすいかは分かっています。たとえばテガフール・ギメラシル・オテラシルカリウムの副作用は表6-5のようになります。しかし、頻度を問わなければ、抗がん剤の副作用はどんなものでもありえますし、どのような副作用が出るかは個人差があります。これまで受けたことのない抗がん剤の治療を受けるときは、どのような反応が出るか分からないので注意を払ってください。とくに、はじめの1週間は最も注意しないといけない時期の一つになります。赤みが出ていないか？　湿疹が出ていないか？　といったことにも気をつけて毎日注意深く体を見てください。気づかないうちに副作用が出ていることがあります。

頻度が高い副作用に関しては、実際に直面したときの対処法をあらかじめ知っておくことも必要です。たとえば、吐き気が出やすい抗がん剤であれば、主治医にその対策を聞いておきましょう。ちなみに、私は事前に次のように助言することが多いです。「吐き気が出たら、ドンペリドン（商品名ナウゼリン）という薬を飲んでください。もしそれを飲んでも改善しなかったら、外来にご連絡ください」。また、下痢になりやすい薬を使う場合は、次のように助言します。「2時間で3回以上トイレに行くときは、ロペラミド（商品名ロペミン）を1カプセル飲んでください。2時間経過を見て改善がなければ、追加でロペミンを飲んで、同じように2時間様子を見てください。改善がなければ再度ロペミンを飲んでください。さらに2時間経過を見て改善がなければ、外来にご連絡ください」

もし主治医から副作用に直面したときの具体的な対処法を示されず副作用に悩まされることがあれば、病院に電話をして外来を受診したほうがよいかといった指示を仰いでください。以前、抗がん剤の副作用で食事を取ることができず、水だけを飲んで診察の予約日までずっと我慢していた患者さんがいました。もしもっと早く連絡をいただければ食欲が出るような対処を行い、食事を取らないことによる体力の低下も避けることができたはずです。副作用によって体力を消耗することは極力避けるべきことなので、副作用で悩んでいるときは、病院に連絡して指示を仰いでください。

がんの治療においてがんを抑えることはもちろん大切ですが、そのためにも抗がん剤の治療で体力を消耗させないことはもっと大切なのです。

コラム14 思っていることを医師に適切に伝える方法①

抗がん剤の副作用で辛い思いをしていることを医師に伝えることは大切です。しかし、短い診察の時間でしっかり分かってもらえるように説明するのは案外難しいものです。思っていることを適切に伝えるためのコツを二つ紹介します（コラム15も参照）。

日付	9／10（木）	9／11（金）
体温	37.4 ℃	36.8 ℃
体重	62.0 kg	62.4 kg
食欲	×	△
吐き気	×	△
しびれ	△	○
メモ	吐き気が強く食欲がない	半分くらい食べられた

○… 良好
△… やや調子が悪い
×… 調子が悪い

一つ目は日記を用いることです。最近は、抗がん剤のメーカーが薬の注意事項を記載した患者さん向けのパンフレットを配布しており、治療の日記をつけるページがついているものも多くあります（図）。パンフレットは主治医や薬剤師からもらうことができます。治療の日記をつけるページには体調を記録するところがあるので利用しましょう。記録は診察のときに医師に見せてください。何としてでもよくしてほしいという症状や副作用は、カラーペンや付箋などで目立つように記載してください。さらに「今回の吐き気は本当に辛かった」といった思いを書いておいてもよいでしょう。医師は非常に忙しく、単に見せるだけではきちんと読んでもらえないことがあります。このくらいまでしてようやく、医師があなたの副作用に対してアクションを起こすということも珍しくありません。

コラム15　思っていることを医師に適切に伝える方法②

副作用に関すること以外でも、次のような要望を持つことはあるでしょう。

・今の治療について疑問に思うところがあるから説明してほしい
・セカンドオピニオンを聞きたい
・旅行したいからしばらく抗がん剤治療をお休みしたい

しかしいざ忙しそうな医師の前に行くと、なかなか自分の思いを打ち明けられないことも多いものです。そのようなときは自分の思いや希望することを手紙にして病院に主治医宛で郵送することが、要望を伝えるための有効な手段となります。これが思っていることを適切に伝えるための二つ目のコツです。落ち着いた時間に手紙を読んでもらえれば、医師はより柔軟にあなたの要望を聞いてくれることでしょう。また極力自分の要望がとおりやすいように、普段から医師に「感謝を伝える」ことを習慣づけておきましょう。そうすることで、より要望がとおりやすくなります。事例を一つ紹介します。

＊

（腹水を減らすのにAという薬がよいということを聞き、主治医に処方を依頼する場面）

患者　いつも治療をしていただき、ありがとうございます。先生のおかげで毎日楽しく過ごせています。

医師　どういたしまして。

患者　最大限の治療をしていただきありがたいのですが、腹水のせいでおなかが張って辛いです。腹水以外に関してはとても満足で助かっています。腹水に関して、今の治療以外にほかに方法はないですか？

医師　ないですね。今の治療がベストですよ。

患者　実は、知り合いの医師から腹水に対してAという薬がよいと聞きました。必ずしも効くとは限らないそうですが、保険も適用されるようなのでぜひ試したいです。よろしければ、先生、協力してもらえませんか。

＊

このように感謝の気持ちを散りばめたコミュニケーションをしましょう。やりとりの最後に「よろしければ、先生、協力してもらえませんか」という箇所がありますが、これも要望をとおすためのコツです。「処方してもらえませんか？」という質問で聞くと、心理学的にNOという答えが返ってくる確率が高くなります。一方で「協力してもらえませんか」とすると、YESの答えが返ってくる確率が高くなるのです。さまざまなタイプの医師がいるので、アレンジしてこの方法以外でも試してみるとよいでしょう。一方で、患者さんの話を一切聞かないような人格に問題のある医師がいることも事実です。このようなときは、病院の窓口で主治医を別の医師にしてもらうように相談しましょう。

8　副作用の対処法

大腸がんの抗がん剤治療で頻度の高い副作用への対処法をお伝えします。

口内炎

口内炎は、フルオロウラシル、テガフール・ギメラシル・オテラシルカリウム、カペシタビンに代表される5-FU系の抗がん剤によって引き起こされることが多い症状です。口内炎による不快感や痛みにより、食事量が減ることがあります。ひどい場合は口の中が真っ白になり出血することがあります。

口内炎対策で最も大切なことは予防です。虫歯がある人、義歯が合っていない人、喫煙する人、過度の飲酒をする人、歯周病がある人、糖尿病の人は口内炎になりやすいうえに悪化しやすくなります。したがって、抗がん剤治療を受ける前に歯科のチェックを受けることが大切です。普段から適切な歯磨きやうがいをして、口腔ケアをしましょう。これらのことが口内炎の予防につながります。糖尿病の人は、血糖値が高くならないように糖質の取りすぎに気をつけつつ、糖尿病の治療をしっかり受けることが大切です。

このような予防策を講じても口内炎ができてしまった場合、口内炎を早く治すために試みる価値の高い治療法を二つ紹介します。一つは、半夏瀉心湯《はんげしゃしんとう》という漢方を処方してもらうことです。半夏瀉心湯を水に溶かして1分ほどクチュクチュとうがいして飲み込むと、口内炎が治癒するまでの期間を約半分に短縮できます。もう一つは、エレンタールという栄養剤を処方してもらうことです。エレンタールの中のグルタミン酸という成分が口内炎を早く治してくれるだけでなく、栄養補給にもなるので一石二鳥です。半夏瀉心湯やエレンタールの摂取は口内炎の予防としても役立ちます。

吐き気・嘔吐

抗がん剤治療を受けてから数日間は、食欲不振、吐き気や嘔吐という副作用の症状が起きやすくなります。

抗がん剤の種類によって、吐き気や嘔吐が出やすいものと、そうでないものがあります。大腸がんに用いられる抗がん剤のうちイリノテカンとオキサリプラチンは、この副作用がとても出やすいものになりますが、これら以外は吐き気や嘔吐が比較的出にくい薬剤です。先ほど述べましたが、最近は非常に効果のある吐き気止めを用いることができるようになったので、吐き気や嘔吐で悩まされる人はかなり減りました。本来であれば悩まなくてもよい副作用に悩まされないように、普段から医師とのコミュニケーションをしっかり取るように努めないといけません。また、吐き気や嘔吐に悩まされているときには、主治医が次のことをしてくれているかもチェックしてください。

・アプレピタント（商品名イメンド）という内服の吐き気止めが処方されている
・パロノセトロン（商品名アロキシ）という注射の吐き気止めが用いられている
・抗がん剤を注射した翌日と翌々日に、ステロイドが処方されている
・オランザピン（商品名ジプレキサ）が処方されている
・これらの方法でうまくいかないときは、抗がん剤を減量している

これらの中で不十分な点があるようなら主治医に対策をお願いしましょう。ガイドラインに準じた対策なので主治医も快く対応してくれるでしょう。以上の対策をしてもらって

も症状を十分に取り除けない場合は、その抗がん剤は体に合わないという判断をして、別の種類に切り替えないといけないかもしれません。

また吐き気や嘔吐に悩まされ続けている場合は、セカンドオピニオンを求めてほかの医師の意見を聞くのもよいでしょう。この症状は食事を取れなくなり体力を非常に消耗する副作用なので、できる限り取り除いてもらわないといけません。吐き気が残ったとしても、食事ができて体力を消耗しない程度に抑えてもらう必要があるのです。

末梢神経障害

オキサリプラチンという抗がん剤はとても効果がある薬ですが、末梢神経障害の副作用があります。末梢神経障害には、2~3日以内に症状がおさまる急性のものと、ずっと続く慢性のものがあります。

●急性期の末梢神経障害

オキサリプラチンを投与した直後から数日間にわたって、冷たいものに触れたときにピリッとした痛みが生じることがよくあります。手、足、口周囲の感覚異常が生じ、ときに痛みを伴うこともあります。次のことに気をつけると、だいぶ楽に治療を受けられます。

・冷蔵庫に入っているもの、ドアノブ、郵便受け、はさみといった冷たいと感じる可能性のあるものを素手で直接さわらないようにする

・冷たいものを口に入れないようにする

オキサリプラチンの投与終了後数日したら、どのようなものも普通に扱って構いません。

●慢性的な末梢神経障害

オキサリプラチンによる治療を長期間受けていると、次第に知覚が鈍くなり、ボタンがはずしにくい、しびれて歩きにくい、細かな作業がしにくいという末梢神経障害が生じます。これは、しびれの原因となる物質が体内に蓄積していくからです。牛車腎気丸《ごしゃじんきがん》という漢方、プレガバリン（商品名リリカ）という神経障害性疼痛に用いられる薬、デュロキセチン（商品名サインバルタ）という抗うつ薬が症状の緩和に役立つことがありますが、多くの人はいったん症状が出てしまうと完全にはよくなりません。最も重要なことは、しびれが強くなってきたら、オキサリプラチンを休薬することです。オキサリプラチンを3カ

月休んだら75％の人は症状が和らぐというデータがあります。これを見ても、休薬することの重要さが分かっていただけるはずです。もしオキサリプラチンの効果があるにもかかわらず、末梢神経障害のために数カ月休薬しないといけないときは、多くの場合「オキサリプラチンを含まないレジメンでがんを抑え、数カ月してからオキサリプラチンを含むレジメンを再開する」という戦略を取ります。

脱毛

女性が抗がん剤と聞いてまっさきに不安になることの一つに、脱毛が挙げられます。まず知っておいてほしいのは、すべての抗がん剤で髪の毛が抜けるわけではないということです。大腸がんで用いられる抗がん剤の中で、イリノテカンは脱毛を生じる頻度が高いですが、それ以外は頻度の低い薬剤です。

髪の毛は早い人では抗がん剤の投与後1週目から抜けはじめますが、2〜3週目で抜けはじめる人もいます。脱毛の程度には個人差がありますが、一般的には抜けはじめたら一気に抜け、歩いているだけでも自然と抜けてしまいます。髪の毛だけでなく、まゆ毛、まつげ、鼻毛、陰毛も抜けることがあります。髪の毛がすべて抜けてしまっても、脱毛を起こす抗がん剤をやめれば再び生えます。早い人では、治療を終了して1カ月目から、はじめはうぶ毛のような髪の毛が生えます。そして8カ月～1年でほぼ回復します。治療中も普段と変わらない生活や仕事を続けるためにウィッグ（かつら）を準備しておくと安心です。あるインタビュー調査で、ウィッグは脱毛をカモフラージュするだけでなく、病的な印象をぬぐい、より気持ちを強く保つことに役に立つということが分かっています。

ウイッグを購入する際に次のように助成金が出る自治体があります。

・山形県　最大2万円
・岩手県北上市、秋田県能代市、神奈川県大和市　最大3万円
・佐賀県伊万里市　1万5千円

支援してくれるところは、次第に増えている傾向にあるようです。そのときによって変わるので自治体に必ず確認をとってください。

ウィッグは通信販売で購入できるものからウィッグメーカーや美容室で作るものまでいろいろあり、価格も数万円～数十万円以上のものまで幅があります。生活スタイルや好み、予算に合わせて購入するとよいでしょう。また、ウィッグにはすぐに使える既製品

と、できあがるまでに1カ月程度かかるオーダー品があります。メーカーによってカットやサイズ調整、メンテナンスなどのサービスが異なるので、なるべくアフターケアのよいところを選びましょう。

抗がん剤治療を受けながら、おしゃれを意識した生活ができるかについて、抗がん剤治療による脱毛の経験を持つだけでなく、医療用ウィッグを作る美容師でもある患者さんから次のようなメッセージをいただいたことがあります。

＊

抗がん剤治療中、多くの人は、最後まで治療を受けられるのか、この先どうなるのかといろいろ不安で「おしゃれをしたい」というより「とりあえず周りから見ておかしくないように、変わってしまった外見を繕いたい」と考えてしまいます。一方で、気持ちで負けないように「おしゃれをしたい！」という人もいます。しかし、肌荒れがひどいと化粧のりが悪く、くすみやシミや炎症を隠そうとするとシワになります。

（中略）

抗がん剤治療が終わると気持ちが楽になり、外見に目が向くようになります。しかし、外見はすぐには戻りません。「温泉に行きたい！」「おいしいものを食べに行きたい！」

「旅行したい！」「ウィッグのアレンジ方法は？」「髪の毛のカラーは？」「変色した爪やまゆ毛、まつげはどうしたらいい？」など、やりたいことや知りたいことがたくさん出てきます。治療、体調、気持ちによって、求めるものは人それぞれなのでしょうが、医師、看護師、栄養士、美容師、メイクアップアーティスト、ネイリストなどによる多方面からのフォローをしてもらえると嬉しいです。

＊

病院にもよりますが、命に関わらない副作用のケアはあまり対応してもらえない場合も多くあります。脱毛もそのような副作用の一つに該当します。とはいえ、脱毛に対してあなたができることはたくさんあります。多くの人の力を借りて自分らしい生活を送ることができるようにしていきましょう。

下痢

大腸がんに用いられる抗がん剤の中で下痢を引き起こす頻度が比較的高い薬剤は、テガフール・ギメラシル・オテラシルカリウムそしてカペシタビンに代表される５－ＦＵ系の薬やイリノテカン、ＴＡＳ－１０２（商品名ロンサーフ）です。この中で最も注意しないといけない薬はイリノテカンです。かなり重度の下痢を引き起こし、脱水状態になることがあります。イリノテカンが組み込まれているレジメンの治療を受けるときには、事前に下痢に悩まされたときの対処法を聞いておきましょう。私は、下痢を和らげる力を持つ半夏瀉心湯《はんげしゃしんとう》という漢方を処方して１週間くらい飲んでもらうようにしています。イリノテカンによる下痢は、投与当日だけでなく投与後４～10日頃に起こる場合があるからです。そして、下痢になったときのために、頓服の下痢止めとしてロペミンという薬を処方し、先ほどお伝えした方法で飲んでもらいます（１３４頁参照）。このような対応をすれば、副作用による下痢で体力を大幅に消耗することを食い止めることができます。

皮膚障害

抗がん剤治療中は肌が荒れやすくなる人がいます。肌が荒れる場合は保湿を心がけましょう。たとえば、お風呂に入るときは低刺激性石けんでこすらず包むように洗い、こまめに保湿剤を塗ったり、アルコールを含有しない化粧品を用いたりしましょう。ただし、抗ＥＧＦＲ抗体薬（セツキシマブ、パニツムマブ）による治療を受ける場合は、高い確率でにきびのような湿疹が生じるため、これだけの対策では不十分です。したがって、次のような対策を加えないといけません。

・炎症が起きたらステロイド軟膏を塗る
・予防的に抗生物質を飲む

ステロイド軟膏や抗生物質は、医師に処方してもらえます。軟膏は、医師の指示どおりに塗らないと皮膚障害が重篤化しやすくなってしまうため、指示に従い正しく塗りましょう。また、次のようなことに気をつけることでも、皮膚障害の悪化が抑えられます。

・天然素材の柔らかい衣服を着る
・熱いお風呂、長時間の入浴を避ける

・入浴時にナイロンタオルは使用しない
・綿タオルなど刺激の少ないものを用いる
・髭を剃る際カミソリの代わりにシェーバーを利用する

骨髄抑制

抗がん剤によって、血液を製造する工場ともいえる骨髄のはたらきが低下することがあり、白血球、赤血球、血小板の生産量が減ります。大腸がんに用いるすべての抗がん剤で、骨髄抑制を引き起こす可能性があります。

とくに、白血球の一種である好中球の減少には気をつけないといけません。好中球が減少すると細菌に感染する可能性が高くなるからです。好中球が減少した状態で細菌に感染して熱が出ると、重篤な感染症に発展し死に至ることもあります。したがって、一刻も早く抗生物質による治療を受ける必要があります。ちなみに、発熱を伴った好中球減少症の定義は、１μℓ（マイクロリットル）中の好中球の数が５００未満、または５００未満になることが予測される状況下で、37.5度以上の発熱を生じた場合とされています。抗がん剤の治療中に熱が出た場合には、風邪のときのように「市販薬を飲んで様子を見る」ということはせず、受診する必要があるかを病院に問い合わせてください。

コラム16　漢方もがんの治療に重要な役目を果たす

漢方とは、自然界にある植物や鉱物などの生薬を複数組み合わせて作られた薬のことです。膨大な数の組み合わせがありますが、そのうちの代表的なものを保険診療で処方できるようになりました。漢方はがんの治療においても非常に役立つことが分かっており、次のような報告があります。

・十全大《じゅうぜんたい》補《ほ》湯《とう》によって、抗がん剤による白血球減少を改善させることができた
・半夏瀉心湯によって、抗がん剤イリノテカンの副作用の一つである下痢を有意に抑制した
・漢方によって、がんが縮小した
・抗がん剤治療に漢方を追加すると、生存期間が延びた
・がんによるさまざまな症状が、漢方で改善した

つまり、漢方によって抗がん剤の副作用の軽減、がん細胞の増殖の抑制、がんによる症状の改善、生存期間の延長が期待できます。漢方は奥が深く医師によって扱いに得手不得手はありますが、医師の9割は漢方を処方した経験があるという報告もあるので、相談したら処方してくれるかもしれません。がんの治療に漢方を加えることにより、今以上に楽に治療を受け、がん克服の確率を上げることができます。

コラム17 リハビリテーションはがんの治療に重要な役目を果たす

リハビリテーション（以下リハビリ）は、病気やけがの治療がある程度落ち着いてから開始する、というイメージが根強く残っています。しかし、最近ではリハビリの概念は大きく変わり、病気やけがをした直後から開始するようになりました。病気が落ち着くまで安静にしてからリハビリをはじめると、関節が硬くなり、運動するときに痛みを伴ってしまうのです。大腸がんの手術を受けることになったら、手術前からリハビリを開始して手術による合併症を減らすようにします。手術を終えたら翌日から動く練習をして、足腰を弱らせないようにします。入院して抗がん剤治療を受けるならば、多くの場合、治療中もリハビリを行います。そうすることで抗がん剤による副作用を軽減できるからです。また、抗がん剤治療を受けている人は、本人が気づかないうちに体力や筋力が低下していきます。前述したように体力や筋力が低下すると抗がん剤の副作用が出やすくなるので注意が必要です。いったん副作用が出てしまうとさらに体力や筋力が低下し、より副作用が出やすい体になります。このような負のスパイラルを断ち切ることも、リハビリの重要な役目です。私の担当している患者さんには、入院して抗がん剤治療を受けるとき、エアロバイクを毎日30分漕いでもらっています。

ホスピスに入院しているときも、多くの場合リハビリが行われます。ここでのリハビリは、今ある体の機能の低下を少しでも抑えるためのものです。体の機能の低下を最小限にできれば、がんによる苦痛を和らげることにつながります。

患者さんの中には、がんの治療だけでも大変なのに、リハビリまでしないといけないことに不安を感じる人がいるかもしれませんが、負担にならない範囲で行うので心配はいりません。体を動かすことだけではなく、次のようなものもリハビリになります。

・体位変換
・腹式呼吸の練習
・痰を出す練習
・嚥下機能の向上のための練習
・ベッドから立って動くための練習
・有酸素運動
・筋力増強運動

リハビリのメニューは患者さんの置かれている状況や体調に応じて組まれます。がんのリハビリで最も大切なことは目標を作ることです。たとえば、「トイレに一人で行けるくらいの体力をつけよう。そして、退院しよう」「退院することは難しい状況になってしまったが、来週会いに来てくれる孫に少しでも元気な姿を見せよう」といったことです。目標なきリハビリは苦痛になりがちなので、スタッフといっしょに目標を作って頑張ってください。病気になったら安静第一という昔の考えを捨て、適度な安静と適度なリハビリを両立させましょう。

第7章

知っておくと役立つ情報

1　大腸ステント

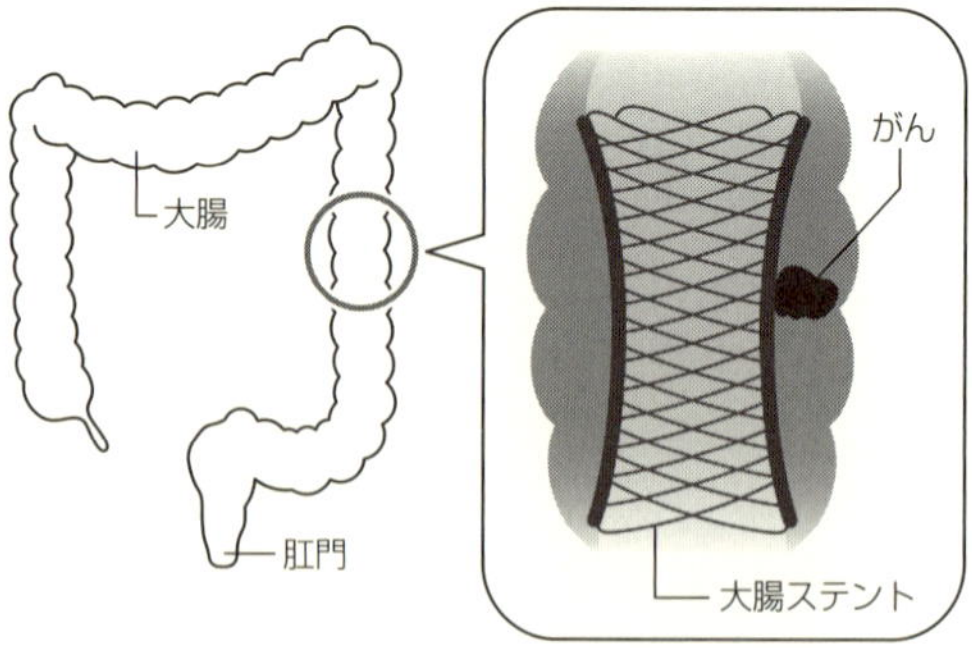

図7-1　大腸ステントの留置

大腸がんによって便がつまり、おなかがパンパンになることでがんが見つかることも珍しくありません。このような状況は腸が破裂する可能性がある非常に危険な状態であり、この状態を解除してからがんを切除する手術をするのが一般的です。

この状態を解除するためには、ストーマ（人工肛門）を作ることによりたまった便を体の外に出す方法と、大腸ステントを留置する方法があります（図7-1）。これは、大腸がんによって便の通り道が狭くなった部位に内視鏡を用いて金属製のステントを留置し、便の通り道を作るという治療法です。最近は、大腸ステントを用いる方法が普及しているため、より体に優しい治療を行うことができるようになったといえるでしょう。

2　がんによる痛みを和らげる

大腸がんによる痛みがあるなら取り除いてもらいましょう。痛みがあると、やる気が出なくなったり食欲が減ったりします。その結果治療を受けるための体力が少なくなります。痛みのために免疫力が低下し、がんが増殖しやすくなる可能性もあります。したがって、痛みがあるならしっかり取り除くことが大切です。しかし、次のように思われる人がいます。

「がんだから痛いのは当たり前」
「痛み止めは副作用があるから飲まない」
「抗がん剤によってがんが小さくなれば痛みは取れてくるだろうから、痛み止めは飲まずに我慢する」

痛みがあっても、食事をしっかり取れて、体を動かすことができ、夜もしっかり眠れている状態で、薬を飲むほどではないと思えるならば、痛み止めは必要はありません。しかし、日常生活に少しでも影響が出ているなら、薬を飲んで痛みを軽減させてください。痛みのために日常生活に多少なりとも支障が出ている状態は体に負担がかかっており、体力を消耗していることを意味します。薬で痛みをとって、散歩や運動ができるように体調を整え、がんに負けない体を作っていきましょう。

痛み止めには、副作用が非常に少ない薬もあります。たとえばアセトアミノフェンです。一方で副作用が出やすい薬もあるのは事実ですが、適切な対応をして副作用による問題を解決していけばよいのです。

痛みには、医療用麻薬を用いないと取り除けないものもあります。医療用麻薬には、モルヒネ、オキシコドン、フェンタニルなどの薬があります。モルヒネと聞くと「モルヒネで中毒になって寿命が短くなる」「モルヒネを飲まないといけないくらい、がんは末期の状態だ」と考える人もいますが、これらは誤った認識です。正しく服用すれば中毒にはなりませんし、「モルヒネを飲むこと」と「がんの末期状態」との関連性はありません。

医療用麻薬を用いることによって我慢していた痛みが取れ「治療に積極的になった」

「好きなことを再びできるようになった」という前向きな感想を述べる人は多くいます。適切に用いれば、生きる力を与えてくれる薬ともいえるでしょう。権威ある医学誌であるニューイングランド ジャーナル オブ メディシンにも、痛み止めなどを積極的に用いて苦痛を取り除いた人のほうが、より長く生きることができるというデータが提示されています。

痛み止めを適切に用いることにより痛みはかなり取り除くことができます。それにもかかわらず、痛みに悩まされている人が多いのも事実です。次のような理由で、痛みについての悩みを医師に理解されず、悩まされ続けることがあるのです。

・痛みのことを伝えようとしたが、医師に話しにくかった
・聞かれなかったので伝えなかった
・医師に話すタイミングがなかった
・医師は痛みのことを分かってくれていると思っていた

痛みで悩んでいることは、自分から伝えないと医師には分かりません。医師にしっかり伝えるようにしましょう。

また、医師の技術不足のために痛みをしっかり取り除けないことがあります。そのとき

は主治医にペインクリニックや緩和ケア外来への紹介状を書いてもらい、痛みはそちらでコントロールしてもらいましょう。ペインクリニックや緩和ケア外来は痛みを取ることを得意とした医師が在籍している診療科なので、そちらで治療を受けたほうが痛みをよりしっかりと取り除いてもらえることがあるのです。

またがんが小さくなって痛みがなくなれば、痛み止めをやめることができます。日常生活に支障が出るような痛みを我慢し続けることは、百害あって一利なしであることを知っておいてほしいのです。がんによる痛みに悩まされないようにしながら抗がん剤治療を続けていきましょう。

コラム18　がんと闘える体力があるなら治療を諦めなくてもよい

少し前の話ですが、ほかの病院の医師から「緩和ケアしかない」といわれた患者さんが来院されました。この患者さんには治療を受けるだけの体力があり、試してみる価値が高い治療法が残っていたので、治療を受けていただきました。その結果、がんは小さくなり痛みも取れて、スムーズに歩けるようになりました。

主治医から「治療はこれ以上ない」といわれても、実際はそうでないこともあります。ガイドラインに書いてあるような標準的な治療はもう効かないかもしれませんが、保険診療の中でできることであなたに合う治療がみつかることは珍しくありません。これ以上の治療法がないといわれても、あなたにある程度の体力があり、ある程度の食事が取れるならば、がんを抑えるためにすべきことがある可能性は高いのです。

たとえば、漢方を追加することで体調がよくなり、体力がつくことがあります（コラム16参照）。私の担当している患者さんで漢方によって腫瘍マーカーが下がり、がんが縮小した人もいます。体力がつけば免疫状態も改善するので、がんをより強く抑えることができるようになるでしょう。漢方もがんと闘う武器の一つになります。

がんと闘える体力があるならば、がんを抑えるためにすべきことはあるのです。

3　がんの治療にかかる費用

大腸がんにかかる医療費は年々増加しています。抗がん剤治療に用いられる薬剤には、かなり高額な薬があるからです。年間数百万円かかることも珍しいことではありません。また、手術でまとまった額の治療費が必要になることもあります。日本では国民皆保険に基づいた治療を原則としているため、医療費のほとんどは加入している医療保険制度によってまかなわれます。よって、治療を受ける人はかかった医療費の1～3割の自己負担金を支払うだけになります。とはいえ、その額面が年間で数百万円になることがあるのです。

1カ月に多額の医療費がかかるときに利用したいのが、高額療養費制度です。医療費の自己負担額が一定の限度額を超えたらそれ以上は支払わなくてもよいか、いったん支払ったとしてもあとから還付される制度です。1カ月の自己負担額の上限は所得金額や年齢によって決められています。高額療養費制度は保険診療における治療費のみに適用され、入院したときの食事代や差額ベッド代は含まれないことに注意してください。同一世帯で直近の1年間に高額療養費の支給を3回受けている場合は、4回目以降の医療費の上限額はさらに低くなります。

また、入院の際の部屋代や食事代を含めて支払った医療費、通院にかかった交通費、薬代、コルセットなどの医療用器具などの購入費などは、医療費控除の対象になっており、確定申告するといくらか還付される可能性があります。したがって領収書は取っておきましょう。ただし、どのようなものが医療費控除の対象になるかはそのときによって変わるので、税務署に確認してください。

医療費のことで分からないことがあれば、ソーシャルワーカーに相談してください。手続きの進め方など具体的なことを教えてくれます。また、自分が加入している生命保険、医療保険、がん保険などの内容を確認して保険金を受け取ることも大切なことです。申請しないと保険金は下りません。

高額療養費制度や医療費控除以外にも、次のような経済的な支援があることを頭の片隅に置いておきましょう。

・傷病手当金　・失業手当　・障害年金
・生活保護　・療養費立替払いの還付　・国民年金保険料の支払い免除

コラム19 薬の飲み過ぎに気をつける

抗がん剤治療を受けている患者さんは、普段飲む薬の数を最小限にすることが大切です。たとえば、15種類の薬を飲んでいる患者さんが私のもとで治療を受けることになったら、薬を半分に減らすことを試みます。患者さんからは「薬が減ってとても助かっています。食欲はわくし、薬を減らしたからといって症状に変化はないです」といっていただけることが多くあります。もちろん必要な薬は継続しますが、必要のない薬が混ざっていることもあるのです。

私が薬を減らす理由の一つとして、多くの種類の薬を併用することで薬の説明書に書いていないような副作用が起こる可能性があることが挙げられます。また、抗がん剤の血液の濃度に影響を与える薬もあります。たとえば、大腸がんでよく用いられるイリノテカン（商品名カンプト、トポテシン）と血圧を下げる薬であるニフェジピンやジルチアゼムを併用すると、イリノテカンの副作用が増強される可能性があります。テガフール・ギメラシル・オテラシルカリウム（商品名TS－1）という抗がん剤とワルファリン（商品名ワーファリン）という薬を併用するとワルファリンの効果が増強されて出血しやすくなります。薬の相互作用を侮ってはいけません。だからこそ、必要最低限の薬で治療をしていくことが大切なのです。ただし、薬を減らしていくためには、医師だけの努力ではどうにもなりません。患者さん自身も勉強して、処方されている薬の意義をしっかりと考えることが、薬の飲みすぎを減らすために必要不可欠です。

4　セカンドオピニオン

セカンドオピニオンの目的

セカンドオピニオンとは、主治医を替えたり転院したりすることだと思われている人がいますが、そうではありません。ほかの医師に意見を聞くことがセカンドオピニオンの目的です。今の治療法でよくならないので別の治療法がないかを知りたいときや、今の治療法で本当によいかを確認したいときに検討するとよいでしょう。

ただし、主治医の考えを把握し、さらにあなた自身ががんについての知識をある程度深めておかないと、セカンドオピニオンを受けたとしても十分な情報を得ることができません。国立がん研究センターのがん情報サービスの内容や、自分の病状、進行度、なぜ主治医が今の治療法をすすめるのかくらいは知っておくべきです。

セカンドオピニオンを受けても新たな治療法が提案されない可能性はあります。つまり、主治医と同じ治療方針をすすめられる結果になるということです。そうなったとしても病気に対する理解が深まり、より自信をもって今の治療を受けていくことができるようになるため、セカンドオピニオンを受けたことは無駄になりません。

セカンドオピニオンの手順

それでは、セカンドオピニオンの手順を説明します。主治医にセカンドオピニオンを希望していることを伝えてください。セカンドオピニオン先を決めたうえで主治医に希望を伝えるのが理想的です。セカンドオピニオン先が決まったら、主治医に診療情報提供書を作ってもらいます。当日どのようなことを聞きたいかという相談内容は、あらかじめまとめておきましょう。セカンドオピニオンを受けたら、その結果を主治医に伝えます。セカンドオピニオン先で治療を受けることにする場合は、主治医にその旨を伝え、改めて今後の治療の依頼をしてもらうことになります。このような手順を踏んだほうが、これまでの主治医とセカンドオピニオン先の医師との連携がスムーズになり、あなたがよい医療を受けられることにつながります。

セカンドオピニオン先については、自分が希望している病院をあらかじめ決めている場合も、その病院を主治医に伝えて意見を聞いてください。主治医からアドバイスをもらえるかもしれませんし、新たなセカンドオピニオン先を紹介してもらえて、選択肢が増えるかもしれません。どこにするか迷っている場合は、通っている病院のがん相談支援センターに相談してください。その地域でセカンドオピニオン外来を行っている病院や専門領域の情報を調べてくれます。また、あなたの住んでいる地域のがんセンターや大学病院の大半はセカンドオピニオンを行っているはずです。このような病院は、常にセカンドオピニオンの候補になることでしょう。

主治医への切り出し方

セカンドオピニオンを希望していることを主治医に切り出すときに、その後の主治医との人間関係が悪くなるのではと不安に思われる人が多くいます。確かにいい出しづらいかもしれませんが、勇気を出して切り出しましょう。最近は多くの医師が、嫌な顔をせず診療情報提供書を書いてくれます。ある医師向けのアンケートでは「セカンドオピニオンを受けたいといわれても、今後の人間関係の悪化にはつながらない」と答えた医師が9割でした。つまり、主治医との人間関係がこじれることを危惧して、セカンドオピニオンを控える必要はないということです。

注意点として、医療にはサービス業的な要素がありますが、この点に関して医師の理解が足りずに失礼な態度を取られる可能性があるということが挙げられます。たとえば、セカドオピニオンを正しく理解していない医師やプライドの高い医師は、不快な顔をするかもしれません。しかし、一時的な感情によるものであり今後の治療に影響は出ないので心配はいらないでしょう。もしものために、人間関係に悪影響を与えないセカンドオピニオンの頼み方の例を紹介します。

・今の治療で問題はないと考えていますが、家族から別の専門の病院でも意見を聞いたほうがよいのではといわれたので、セカンドオピニオンのためのお手紙をお願いできないでしょうか？

・家族がいろいろ調べてくれました。私は乗り気ではないのですが、家族の気持ちを無駄にしたくないので、セカンドオピニオンのためのお手紙をお願いできないでしょうか？

・先生のこれまでの治療に感謝しておりますし、今後もここで治療を受け続けたいのですが、知り合いから、別の病院でも意見を聞いたほうがさらに安心といわれました。そこで、セカンドオピニオンのためのお手紙を書いてもらえないでしょうか？

このように自分以外の人にすすめられているといえば、主治医との人間関係を壊さずにいられることでしょう。万が一このようにお願いしても対応をしてもらえなかったら、病院のがん相談支援センターの窓口に相談してみてください。

セカンドオピニオンの費用は自由診療なので、健康保険の適用にはなりません。病院が自由に決めることができるため、１時間５０００円のところもあれば３万円のところもあります。セカンドオピニオンを受けるために、主治医に書いてもらう診療情報提供書にも数千円の費用がかかります。

よいセカンドオピニオンを受けて、がんを克服していきましょう。

5　社会復帰

がんの治療中でも、工夫次第で仕事を続けることはできます。たとえ大腸がんのステージⅣで、がんを完治させるのがとても難しいような状況になってしまったとしてもです。米国では、転移しているがんと診断された人の3分の1の人が仕事を継続している、というデータもあります。働こうと思ったら働き続けることができるということです。働き続けることには多くのメリットがあります。仕事をしていたほうが、がん以外のことを考える時間が増え気持ちが落ち着きますし、経済的に余裕ができます。患者さんの中には、がんと診断されただけで仕事を続けることが難しいと勝手に判断して、仕事をやめてしまう人がいますが、やめるかどうかはよく考えて判断してください。このようなことで悩んでいるときは「仕事を続けるかどうかの決断を今はしないで、もう少し様子を見る」という選択肢があることも忘れないでください。

仕事を続けるときには注意点があります。がんや抗がん剤の副作用による症状がある人は、仕事を継続できる割合が低くなります。したがって症状を取り除くことが大切です。工夫をすれば、がんや副作用による症状をもっと取り除くことができます。たとえば主治医に「仕事ができる程度の副作用に抑えてほしい」と伝えてみるとよいでしょう。復職された患者さんから次のようにいっていただいたことがあります。「おかげさまで抗がん剤治療を続けながら職場復帰しています。オキサリプラチンをやめて半年程たち、ようやくしびれが改善して復職することができました。毎日忙しいですが刺激があり生きている実感を味わっています」「仕事ができて幸せです」「仕事仲間に優しくなり、仕事相手に敬意を持つようになりました」「出世や収入より、家族との時間の大切さに気づきました」

一方で、職場から不当な扱いを受けて退職を強要されることもありえます。会社に訴えても不当な扱いをなかなか解消してくれないことも珍しくありません。このようなときには、行政のサービスを利用することが有効な対抗手段です。以前、不当な扱いに悩んでいた患者さんから次のようなメッセージをいただいたことがあります。

＊

人事部は私の主張など全く聞く耳をもちませんでした。しかし、都の労働相談の担当部署から直接電話を入れてもらったらすぐに態度が変わりました。今は、厚生労働省ががん患者の復職・就労支援をしているので、役所の支援を受けやすいと思います。また、公的なサービスは安価だったり、ときには無料だったりするので、何かと物入りな患者にはありがたいです。

＊

仕事を続けていたとしても、健康なときと同じように働けるわけではありません。健康なとき以上に、体を気遣って働かなければいけません。家に帰ったらバタンキューというような余裕のない生活ではダメなわけです。だからこそ、仕事量を抑える工夫が必要ですし、同僚の協力を仰ぐことも必要です。同僚の協力を仰ぐのであれば、がんであることをカミングアウトしないといけません。あるアンケート結果によると「がんのことを職場にカミングアウトしてよかった」と答えた人が多数を占めていたという結果が出ています。また、がんになっても約8割の人が仕事を継続しているという結果もありました。最近はがん治療を受けながら働くことに理解を示してくれる企業が多いのでしょう。

もし働かないという結論を出したとしても、家でじっとしていないでさまざまな活動をしてみてください。生きるための目的や楽しみを見つけることは、がんと向き合ううえで大切なことです。パークゴルフ、ボランティア、孫の世話といったことでかまいません。

先日、何十年ぶりに麻雀をしたという患者さんがいました。とても楽しかったとのことでした。何をしたらよいかすぐに浮かばない場合は、普段とちょっと違うことをしてみましょう。たとえば、映画館に行ってみる、プチ旅行をしてみる、町内のゴミ拾いに参加してみるといったことです。そんな小さなことが、きっとあなたの人生に大きな変化を引き起こしてくれることでしょう。

6　臨床試験と最新の治療の是非

医師はガイドラインに則して大腸がんの治療を行います。ガイドラインに記載されている治療法は、多くの医学的なデータに裏付けされた治療です。ガイドラインに記載があるからといって必ずしも効果があるわけではありませんが、多数のデータに裏付けされているので安心感はあります。

なるべく最新の治療を受けたいと思われるならば臨床試験に参加するとよいでしょう。臨床試験とは有望性のある治療法を患者さんに受けてもらうことにより、その治療法の有効性や安全性を評価する研究のことです。これまでの治療法より優れているかもしれない治療を受けられるわけですから、とても喜ばしいと思われるかもしれません。しかし、臨床試験が従来の標準的な治療に比べ、効果が劣るという結果になることも十分に考えられます。また、思わぬ副作用に悩まされる可能性もあります。臨床試験に代表される最新の治療を受けることによって、その利益を享受できる可能性はありますが、最新の治療が標準的な治療より優れているということには必ずしもならないということは覚えておいてください。臨床試験への参加を希望する場合、国立がん研究センターの次のサイトを確認してください。

https://ganjoho.jp/public/dia_tre/clinical_trial/search/search1-1.html（２０１９年４月現在）

参考文献および参考ＨＰ

［第１章］

Tsai MJ, Wu PH, Sheu CC, et al. Cysteinyl Leukotriene Receptor Antagonists Decrease Cancer Risk in Asthma Patients. *Sci Rep*. 6: 23979. 2016

杉原健一／石黒めぐみ『「大腸がん」と言われたら…――お医者さんの話がよくわかるから安心できる』保健同人社、２００８年

［第２章］

Samadder NJ, Pappas L, Boucherr KM, et al. Long–Term Colorectal Cancer Incidence After Negative Colonoscopy in the State of Utah: The Effect of Family History. *Am J Gastroenterol*. 112: 1439–1447, 2017

Berrington de González A, Darby S. Risk of cancer from diagnostic X–rays: estimates for the UK and 14 other countries. *Lancet*. 363: 345–351, 2004

Aarnio M, Sankila R, Pukkala E, et al. Cancer risk in mutation carriers of DNA–mismatch–repair genes. *Int J Cancer*. 81: 214–248, 1999

Barrow E, Robinson L, Alduaij W, et al. Cumulative lifetime incidence of extracolonic cancers in Lynch syndrome: a report of 121 families with proven mutations. *Clin Genet*. 75: 141–149, 2009

Dunlop MG, Farrington SM, Carothers AD, et al. Cancer risk associated with germline DNA mismatch repair gene mutations. *Hum Mol Genet*. 6: 105–110, 1997

Hampel H, Stephens JA, Pukkala E, et al. Cancer risk in hereditary nonpolyposis colorectal cancer syndrome: later age of onset. *Gastroenterology*. 129: 415–421, 2005

Stoffel E, Mukherjee B, Raymond VM, et al. Calculation of risk of colorectal and endometrial cancer among patients with Lynch syndrome. *Gastroenterology*. 137: 1621–1627, 2009

Watson P, Vasen HFA, Mecklin JP, et al. The risk of extra–colonic, extra-endometrial cancer in the

Lynch syndrome. *Int J Cancer*. 123: 444–449, 2008
Vasen HF. Clinical diagnosis and management of hereditary colorectal cancer syndromes. *J Clin Oncol*. 18: 81S–92S, 2000
国立がん研究センター中央病院消化管内科、大腸外科、内視鏡科ほか編著『最先端治療 大腸がん——国がん中央病院がん攻略シリーズ』法研、２０１８年
［第３章］
Fadelu T, Zhang S, Niedzwiecki D, et al. Nut Consumption and Survival in Patients With Stage III Colon Cancer: Results From CALGB 89803 (Alliance). *J Clin Oncol*. 36: 1112–1120, 2018
小林宏寿、橋口陽二郎、上野秀樹ほか．大腸癌術後再発に関するフォローアップ——大腸癌研究会プロジェクト研究「大腸癌術後のフォローアップに関する研究」の検討結果より——．日本大腸肛門病会誌 59：851–856, 2006
大腸癌研究会編『患者さんのための大腸癌治療ガイドライン——大腸癌について知りたい人のために大腸癌の治療を受ける人のために２０１４年版』金原出版、２０１４年
杉原健一編『大腸癌——インフォームドコンセントのための図説シリーズ』医薬ジャーナル社、２０１２年
［第４章］
Yamada S, Kamada T, Ebner DK, et al. Carbon–Ion Radiation Therapy for Pelvic Recurrence of Rectal Cancer. *Int J Radiat Oncol Biol Phys*. 96: 93–101. 2016
［第６章］
Le DT, Durham JN, Smith KN, et al. Mismatch repair deficiency predicts response of solid tumors to PD–1 blockade. *Science*. 357(6349): 409–413, 2017
Hampel H, Frankel W, Martin E, et al. Screening for the Lynch Syndrome (Hereditary Nonpolyposis Colorectal Cancer). *N Engl J Med*. 352: 1851–1860, 2005
加藤隆佑『抗がん剤治療を受けるときに読む本』緑書房、２０１５年

［著者紹介］

加藤隆佑（かとう りゅうすけ）

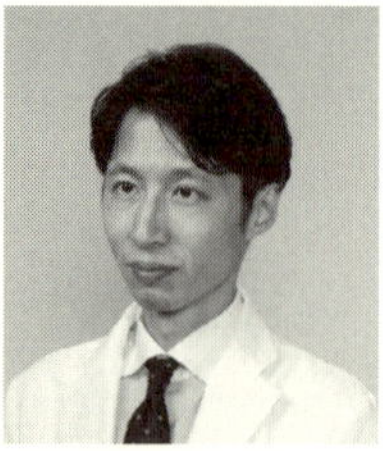

社会福祉法人 北海道社会事業協会 小樽病院 消化器内科 主任医長兼内視鏡室長。

一般社団法人 日本内科学会認定医、一般財団法人 日本消化器病学会専門医、一般社団法人 日本消化器内視鏡学会専門医、一般社団法人 日本がん治療認定医機構がん治療認定医、一般社団法人 日本肝臓学会肝臓専門医。

1977年生まれ。東北大学医学部卒業。秋田県厚生農業協同組合連合会 平鹿総合病院、日本赤十字社 秋田赤十字病院、医療法人 渓仁会 手稲渓仁会病院で、一般内科医、消化器内科医としての勤務を経て現職。

専門は消化器がんの内視鏡治療と化学療法。消化器がん以外のがん全般のアドバイス、がん漢方外来も行う。

著書に『抗がん剤治療を受けるときに読む本』（緑書房）。

アメーバブログ「現役医師による！抗がん剤治療相談室」（https://ameblo.jp/cancerlabo）、加藤隆佑公式ホームページ（https://katoryusuke.jp）で患者さんの悩み解決のための情報発信をしている。

大腸がんと告知されたときに読む本

2019年 5 月20日　第 1 刷発行

著　者　　加藤隆佑

発行者　　森田　猛

発行所　　株式会社 緑書房

〒103-0004
東京都中央区東日本橋 3 丁目 4 番14号
TEL　03-6833-0560
http://www.pet-honpo.com

編　集　　出川藍子

カバーデザイン　　臼井新太郎

カバーイラスト　　古川じゅんこ

印刷所　　モリモト印刷

ISBN 978-4-89531-373-5　Printed in Japan